Physical pain consultation room

健康寿命をのばす！

整形外科医のカラダの痛み相談室

井尻整形外科院長
井尻慎一郎

装丁・組版　堀口努
イラスト　髙橋未来

はじめに

皆さんは健康寿命という言葉を聞かれたことがあるかもしれません。世界保健機関（WHO）が発表した世界保健統計2023年度版では、日本人の平均寿命は84・3歳で世界第1位です（男性81・5歳で2位、女性86・9歳で1位）。

健康寿命というのは、2000年にWHOが提唱した「心身ともに自立し、健康的に生活できる期間」という概念で、寝たきりではなく自立して生活できる寿命のことです。この健康寿命も日本は世界第1位ですが、問題は平均寿命と健康寿命の差です。日本人男性の差は8・9年、女性は11・4年もあります。この不健康な期間は寝たきりに近い状態になり、本人にとっても家族にとっても大きな肉体的、精神的、経済的負担になります。

いかにこの平均寿命と健康寿命の差を縮めるか。長生きはしたい、けれど寝たきりはイヤ、とはだれもが願うことでしょう。この「寿命の質」が現在とても大事なことなのです。フレイル（虚弱）予防やロコモ（運動器症候群）予防など、健康と寿命の質を高める試みも始まっています。

この本は2019年8月から2024年4月まで『週刊実話』（日本ジャーナル出版）で5年弱連載した「痛みの悩み相談室」の記事を改変しまとめた内容となっています。少しでも、皆さんの寿命の質を高める役に立てればと願っています。

凡例

一、本書の性格上、細かい説明を省略した病名・症状などについては、井尻慎一郎著『痛いところから分かる骨・関節・神経の逆引診断事典』（創元社）を参照して下さい。

一、「坐骨神経痛」や「頚椎」、「鼡径部」など、病名や組織名は原則として、『整形外科用語集　第九版（アプリ版）』にならいました。ただし、「環指」は一般用語の「薬指」を用いています。

一、整形外科では、「下肢」「脚」「足」を使い分け、「足」は足関節より先の部分を意味しますが、本書では、太ももからつま先までの範囲を示す、一般的な意味で「足」を用いている場合があります。

〈第3章〉ケガした時の対処法

〈第4章〉
病院・治療のエトセトラ

〈第5章〉うまく使いたい薬や道具

〈第6章〉病気について知っておこう

1　痛み・しびれ

5 肩

6 肘・手・指

Physical pain consultation room

1

第１章

人生100年時代、キホンのキ

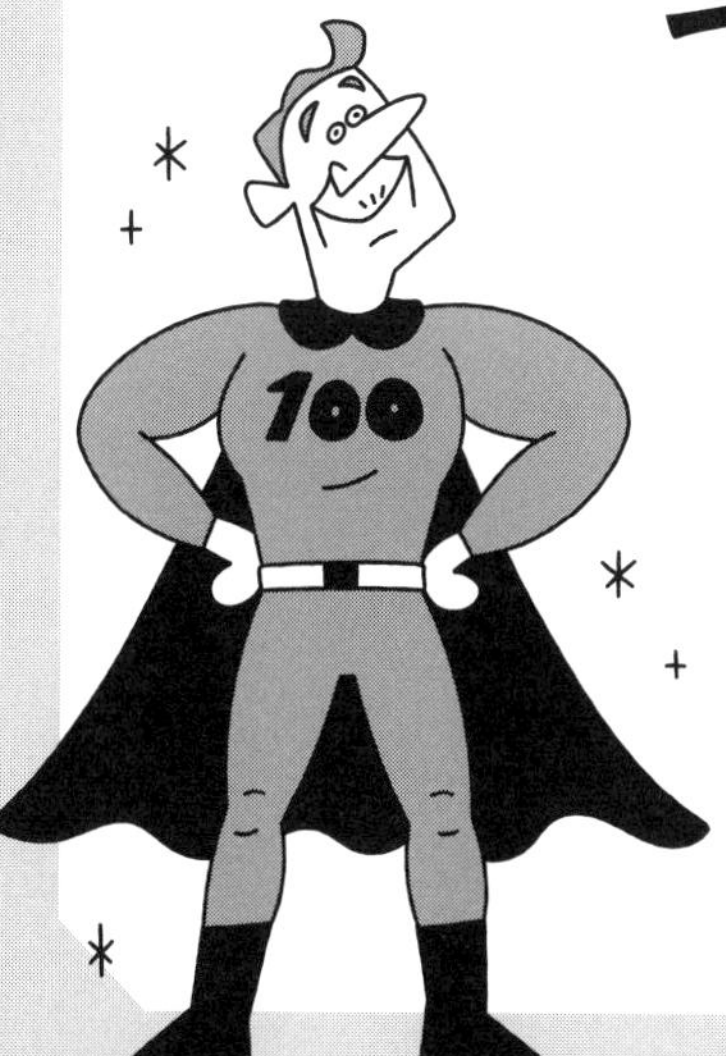

平均寿命と健康寿命

「健康寿命」とは、平均寿命から要介護や寝たきりの期間を引いた寿命、つまり自立して生きることのできる寿命です。

厚生労働省によると、2023年の日本人の健康寿命は、男性が72・6歳（平均寿命は81・5歳）、女性が75・5歳（平均寿命は86・9歳）で、健康寿命は年々長くなっています。世界保健機関（WHO）によれば、日本の健康寿命の長さは男女ともに世界で一番です。

しかし、そんな日本人でも健康寿命と平均寿命の差（要介護か寝たきりの期間）は男性が8・9歳、女性は11・4歳（平均で人生の約8分の1）もあります。いくら長生きしたとしても、一度寝たきりになってしまうと本人や家族のストレスや経済的負担が一気に増大します。

厚生労働省の「国民生活基礎調査」によると、寝たきりの原因の上位3つは、認知症、運動器の障害、脳血管障害です。それ以外にも寝たきりの原因はありますが、適切な栄養を摂り、ウォーキングなどの運動をして、なるべくストレスのないような生活を心がけることが健康寿命の延伸につながります。

生物はいつか死にます。それならば、ぜひ元気に最期を迎えるようにしましょう。

老化とは？

老化の兆候には「肌が衰える」「白髪が増える」「視力が低下する」などがあり、「早老症」という遺伝子病もあります。また一卵性双生児がほぼ同じように老化し、がんになりやすく、寿命も似通っていることが知られています。

1961年、遺伝子のDNAに細胞分裂の回数券のようなテロメア遺伝子が発見され、人間を含めた高等動物の細胞が無限には分裂増殖ができないことが分かりました。がん細胞にはテロメアがないので、どんどん増殖します。しかし、それでも老化現象は個人差が大きく、また、環境の影響も大きいのです。

老化学説は、①免疫力が低下する②細胞に老廃物が溜まる③遺伝子で老化がプログラムされているなど様々です。老化のメカニズムはまだまだ解明されていませんが、紫外線、放射線、活性酸素、そのほかの環境によって人間は個体、細胞ともに機能低下し部分的にDNAの変化を伴うのだと、まとめられるかもしれません。

人間は必ず老化し、死ぬ運命にあります。でも80歳まで体力や運動能力などが20歳の時のままなら、いつまで経っても世代交代できません。老化と死は違う概念ですが、どちらも徐々に世代交代することにより人間の繁栄を子孫へ伝えているのだと思います。

筋肉が減るサルコペニア

高齢者は、加齢によって筋肉量が減る「サルコペニア」という病気にも気をつけないといけません。1989年に提唱された新しい概念で、「筋肉量が減って身体能力が低下した状態」を指します。ギリシャ語の「肉＝サルコ」と、「喪失＝ペニア」を組み合わせた造語です。

決定的な定義はまだありませんが、筋肉量減少・筋力低下・身体機能低下などがあればサルコペニアと診断されます。症状としては、疲労や倦怠感、冷え性、集中力の低下、食欲不振などがあります。原因は、加齢や寝たきり、運動不足、高度な臓器障害、タンパク質摂取不足、薬剤の影響などが挙げられます。

自分がサルコペニアかどうかを知るには筋肉量を確認するのが大事ですが、ＭＲＩやＣＴ検査だと費用がかかるので、筋肉量も計測できる体重計を利用するのがお勧めです。

対策については、ほかの病気が原因ならその病気を治すのが最も大事ですが、単に加齢が原因であれば、運動などで改善が期待できます。

ただし、激しい有酸素運動は筋肉を増やす効果が少ないといわれるので、1セット10回程度で少し疲れるような運動を1日2〜3セット行いましょう。運動後に筋肉を休めるのも忘れずに。1週間に2〜3回の運動が、最も効果が高いといわれています。

運動器症候群「ロコモ」に注意

ロコモは「ロコモティブシンドローム」の略語で、和名を運動器症候群といいます。骨や関節、筋肉といった運動器の働きが衰え、暮らしの中で自立度が低下し、介護が必要になったり、寝たきりになったりする可能性が高くなる状態をいいます。超高齢化社会を迎えるにあたって日本整形外科学会が提唱し、様々な形で予防が呼びかけられています。

自分がロコモかどうかは、下記「ロコチェック」で確認できます。①片脚立ちで靴下がはけない②家の中でつまずいたり滑ったりする③階段を上るのに手すりが必要④横断歩道を青信号で渡りきれない⑤15分くらい続けて歩けない⑥2kg程度の買い物をして持ち帰るのが困難（1リットルの牛乳パック2個程度）⑦やや重い家事が困難（掃除機の使用、布団の上げ下ろしなど）。これらのうち、1つでも当てはまればロコモに該当します。

ロコモを予防する運動「ロコトレ」には、「片足立ちを左右1分ずつ1日3回する（片手で何かを持って体を支えてOK）」、「浅いスクワットを5～6回、1日3セット行う（椅子や机を支えにした浅いもの）」などがあり、ほかにもウォーキングやラジオ体操、関節の曲げ伸ばし、ストレッチなどが有効です。毎日少しずつでも続けて行えば、ロコモの予防や改善に役立ちます。

健康・不健康の分かれ道、フレイル

フレイルとは、日本老年医学会が2014年に提唱した概念で、加齢により心身が老い衰えた状態、つまり虚弱のことをいいます。気力の低下など精神的な変化や人との関わりといった社会的なものも含むため、フレイルになると、病気にかかりやすくなり死亡率が上昇します。

厚生労働省によれば「加齢とともに心身の活力（運動機能や認知機能など）が低下し、複数の慢性疾患があったりする影響により、生活機能が障害され、心身の脆弱性が出現した状態」とされていますが、フレイルは健康な状態と介護状態の中間にあたるため、適切な介入や支援により生活機能を維持向上させることもできます。

フレイルの診断基準では、以下の5項目のうち1または2項目が該当すればフレイルの前段階のプレフレイル、3項目以上該当すればフレイルと判断されます。①体重減少（6ヵ月で2〜3kg以上の体重減少）②筋力低下（握力：男性26kg以下、女性18kg以下）③疲労感（「この2週間に」わけもなく疲れたような感じがする）④歩行速度（通常歩行が1・0m／秒以下）⑤身体活動（軽い運動や定期的な運動・スポーツを週1回もしていない）フレイルの予防には3つの柱があり、タンパク質を摂り栄養のバランスを保つこと、ウォーキングや筋トレなどで運動をすること、就労やボランティア活動などの社会参加です。40歳を超えたらフレイルを意識して予防することが大切です。

Physical pain consultation room

2

第2章

明日を元気に過ごすために、今日できること

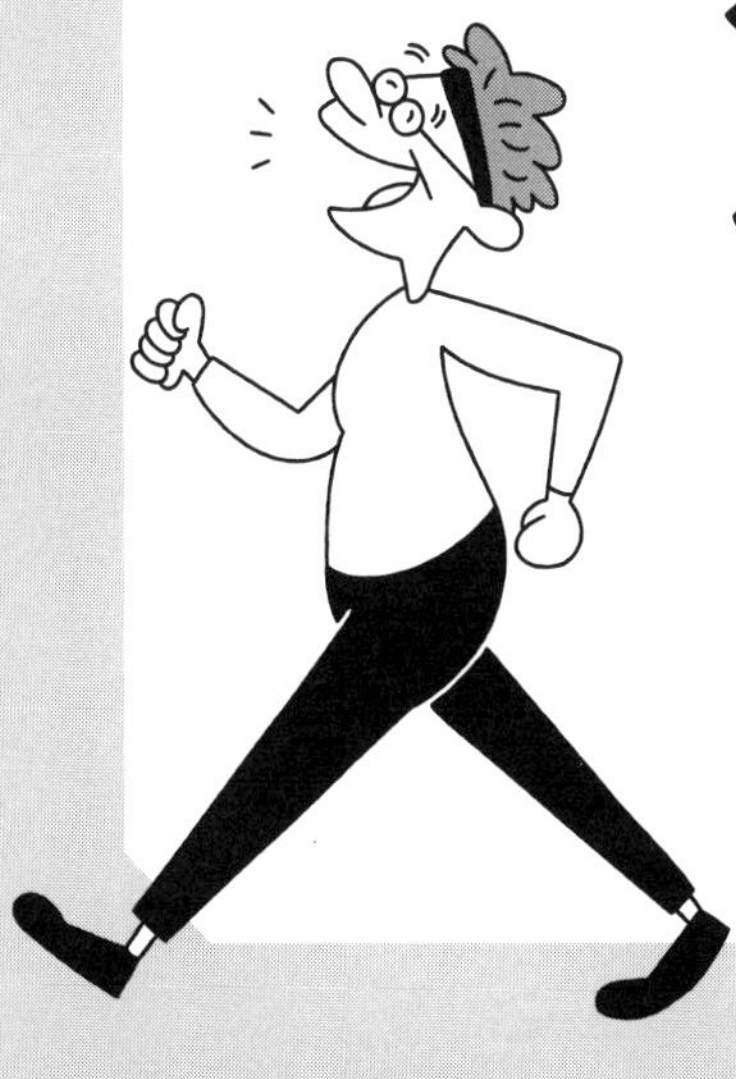

布団よりベッド、畳より椅子

布団は日本の大切な伝統文化の1つですが、腰痛持ちだと、床から寝起きする時に上下の動きが大きく、腰に負荷がかかります。一方、ベッドは床から30~50センチの位置にあるので寝起きする時の動きは少なく、腰の負担は軽くなります。どのような布団が腰痛に効果的なのかは一概にいえず、布団やマットの適切な柔らかさや材質も腰痛の状態や年齢によって異なります。そのため、私は「寝返りしやすい寝具」を勧めています。寝返りは、実はとても大切な運動で、人間は動かずに寝ていると筋肉や関節がこわばるので、寝返りを打ち自然に体をほぐしています。腰痛に悩まされている方は、自然に寝返りを打ちやすい寝具を選びましょう。

また、畳も和室には欠かせないものですが、膝に変形性関節症などの障害がある人は、畳や床の上の生活よりも椅子やベッドの生活がベターです。寝たり起きたり、立ったり座ったりする動作は毎日相当な回数になります。畳や床の上から立ち座りするのと、椅子やベッドから立ち座りするのでは、膝にかかる負担は大きく異なります。畳の上に椅子やベッドを置くこともできるので、膝の悪い方は、なるべく椅子の生活をする方がよいと思います。

首にやさしい枕の選び方

　世の中には数多くの枕があります。医師が開発した枕、頭の重さに応じて沈み込んでくれる高級な素材の枕……。私は、そのような状況を「枕ビジネス」と密かに呼んでいます。

　開業して24年で約5万3000人の患者さんを診てきた私は、患者さんの体は本当に様々だと感じます。また、同じ患者さんでも病気の状態でも変わりますし、年齢とともに背中が曲がってくることもあります。つまりある人に、ある1つの枕が合うとはいい切れません。

　患者さんにどんな枕がいいかと聞かれたら、実際に一晩以上寝てみないと分からないので、とりあえず今の枕の上か下にバスタオルを折って高さを色々変えてみて、自分が一番寝やすい高さを探すのも一考だと説明しています。高価な枕を買って合わなければ、もったいないと思います。

　変形性頚椎《けいつい》症や頚椎ヘルニアなどで上肢がしびれる人は、高さのある枕は脳梗塞を起こすという研究もありますが、神経を緩めるために少し高めの枕を選ぶとよいでしょう。

　横向きになると肩幅によって頭の高さが変わるので、枕の高さを調整する必要があります。枕の左右が中央より少し高くなり、左右に寝返りを打った際に側頭部分が枕の高い部分にのり、頚椎が曲がらないようになる枕がお勧めです。

やっぱりお風呂は健康によい？

一概にお風呂がよいともいえません。寒い季節は湯船にしっかりと浸かって温まるのもよいですが、私はシャワーでも十分と考えています。特に手足にすり傷ができた時は、入浴すると水圧でお湯が傷口に浸み込む可能性が高くなり、炎症や感染を起こす危険性が高くなってしまうため、シャワーのほうがよいのです。

とはいえ、たっぷりと風呂に浸かるのは日本人の幸せでもあります。そこで、湯船に浸かる時はお湯の温度と入浴時間に気をつけましょう。

半身浴も長すぎると脱水で脳梗塞や心筋梗塞を起こす可能性があります。また、冷えきった脱衣所と熱いお風呂との温度差で血圧が急上昇・急下降する「ヒートショック」や、風呂で熱中症を起こすこともあります。酒を飲んだあとは特に危険です。さらに、風呂で寝てしまい、失神して溺れることもあり得ます。

厚生労働省や学会の統計によれば、風呂での年間死亡数は約1万9000人で、交通事故による年間死亡数の約7倍もあります。入浴する時は脱衣所や浴室をあらかじめ暖かくしておき、熱いお湯や長湯は避けてください。また、湯船から出る時も、勢いよく出ると血圧が急に下がる恐れがあるので、ゆっくり立ち上がるよう心がけましょう。

冬場の体の温め方

安価ですぐ温まる使い捨てカイロは、寒さが厳しい冬場に重宝するアイテムですが、皮膚に近いところに長時間貼るなど使い方を誤ると、低温やけどなどを引き起こしてしまいます。

やけどによるダメージは「温度×その温度に接した時間」に比例するといわれ、仮に沸騰したお湯が皮膚にかかっても、すぐにお湯を拭いて冷やせば、ダメージは少なくなります。しかし、使い捨てカイロは一晩中、つまり5時間以上熱に接する可能性があるので、低温でも皮膚やその下にある筋肉に強く深いダメージを与える可能性があります。温度は低くても接した時間の長い低温やけどは、熱湯での瞬間的なやけどよりも治りにくいのです。

カイロを貼る時は下着などの上に貼り、ほのかに温めるようにしましょう。また、お腹や腰を温めたいのであれば、腹巻きを使って自分の体温で温めるのが得策です。

また、冬場は急に熱い風呂に入るのも危険です。温度の急激な変化は血圧を大きく変動させるので、湯温はできれば41℃以下にし、入浴前はあらかじめ脱衣所や浴室を暖めておきましょう。

湯船に長時間浸かると脱水症状が起き、血流が悪化して心筋梗塞などが起こるリスクがあるので、浸かる時間は10分以内がお勧めです。

マッサージや指圧の適正頻度

マッサージは筋肉を柔らかくして血行もよくし、筋肉の疲労や血行不良が原因で起こる筋肉痛の改善にもなりますが、強く揉まれたり圧迫されたりすると筋肉に悪影響を及ぼし、痛みや重だるさといった「揉み返し」の症状が出ることもあるので、適度な力加減を心がけるべきです。スポーツやケガで筋肉が炎症を起こしている場合や、線維（「繊維」ではない整形外科用語）が損傷している場合は、揉むとかえって筋肉線維を傷めます。炎症やケガの程度によりますが、初期は安静にして軽く冷やし、1～2日後からは温めて血行をよくし、動かしていきましょう。筋肉は動かして使う組織なので、安静のしすぎはよくありません。自分で少しずつ動かし筋肉の柔軟性を徐々にアップさせましょう。

また、強い力で肩や足裏などのツボを押す指圧も、適度に押す程度であれば刺激でよい影響を与えてくれますが、強く押しすぎると筋肉の線維が断裂し、内出血を起こす危険性もあります。強くマッサージされることに慣れてしまい、痛みを感じるぐらいでないと効いた気にならなくなっている人もいますが、くれぐれも「強い刺激がないとものたりない」と感じる体質にならないよう、指圧やマッサージを受ける頻度や力加減は「ほどほど」を心がけましょう。

「笑い」は副作用のない薬

「笑うと健康になる」というのは単なる俗説ではなく、きちんとした研究によって実証されています。１９９５年、関節リウマチの専門家・吉野慎一先生が落語家の林家木久蔵さんを招き、リウマチ患者さんたちに落語で大いに笑ってもらいました。すると、いくつもの検査値が、落語を聞く前よりも正常値に近づいていたのです。明らかにリウマチの痛みも改善していました。

がんの場合も、自分から「治すぞ！」と意気込む人のほうが、しょげている人よりもがんを克服しやすいとされています。楽しく笑うことで、血液中のナチュラルキラー細胞（免疫をつかさどるリンパ球）の活性が増えていきます。吉野先生は「笑いは副作用のない薬」と提唱されています。笑うだけでなく、映画を見て涙を流したり、ホラー映画を見てぞっとしたり、好きなことに夢中になることで脳内のストレス状態がリセットされます。けろっとする感じです。

自律神経系、内分泌系、免疫系の３つがバランスの崩れた状態から回復し、関節リウマチだけでなく、様々な病気が改善へと向かっていくのです。いくつになっても悩みは絶えないものですが、クヨクヨ考えるよりもカラカラと笑ったほうがよいのです。

「肩こり」は「筋肉の疲れ」

肩こりは病気ではなく「単なる疲れ」という意識改革が大切です。

家事やデスクワーク、スマホの使用などで同じ姿勢を長時間取っていると、重い腕と頭を支える筋肉が疲れてきます。また、血行も悪くなり、その結果首や肩に張りや重だるさ、軽い痛みなどを感じるようになります。これが「肩こり」なのです。

私自身も肩こりがひどかったのですが、肩こりが単なる筋肉の疲労と知った途端に、それまでの肩こりが消えてしまいました。日本特有の、おじぎをする、縦にうなずくといった習慣や、猫背が多い、何でもきっちりやろうとするといった国民性によって、私たちは「筋肉の疲れ」を「肩こり」という「病気」と思い込んでしまうのです。

肩こりを治すには、筋肉を使いすぎないことが重要です。適度に休憩を取ったり、首や肩を軽く動かしたりといった軽い運動をすると、筋肉がほぐれて再び元気になります。肘かけで腕の重さを支える、湯船にゆっくり浸かるのも肩こりの予防に有効です。

しかし、肩こりにはほかに重大な病気が潜んでいる場合もあります。首を動かした時に手がしびれる、痛みがなかなか消えないといった時は、頚椎性の神経障害や内臓の病気の疑いがあるので、肩こりが続く時は整形外科や内科の診察を受けるようにしてください。

体操はいつでもどこでも適当に

体操には、こわばって硬くなった筋肉や関節をほぐす効果があります。さらに全身の血行も改善し、気分もリラックスして心身ともに健康になれます。いくつかの種類がありますが、それぞれ目的の部位をほぐしたり鍛えたりするものや、全身をリラックスさせるための体操もあります。

体操に絶対にこれがよいというものはありません。例えば、日本整形外科学会と腰痛学会が編纂した腰痛ガイドラインでも、腰痛体操は慢性腰痛に効果的だが、体操の種類にはよらない、頻度も回数も不明となっています。つまり、腰でもそれ以外でも、まずは腰や体を動かすことが大切なのです。複雑で時間のかかる体操は面倒で長続きもしないので、もとから選ばないほうが無難です。いつでもどこでも思いついたら背伸びをして、体を左右前後に動かす、これだけで十分です。1日何回とか1回何分とかも考えません。1日数回、1回に10秒でも20秒でも「適当」でOKです。

テレビで紹介されている体操を真似して関節や筋肉を傷め来院する患者さんがいますが、年齢も体の状態も皆それぞれ違うのですから、自分流にアレンジして、できそうな部分、安全で楽な部分だけを選んで動かすほうがベターだと思います。

やっぱり「ラジオ体操」が一番？

健康維持のためには、2種類の運動が大切です。1つは、ウォーキングといった、心肺機能を高めて筋肉や骨を強くし、血行をよくする「動きまわる運動」、もう1つは筋肉や関節を動かして柔軟にする「体操・ストレッチ」で、適度なストレッチは脳を活性化する働きもあります。この2つのうち、どちらか1つでも欠けてはなりません。

「体操はいつでもどこでも適当に」と前述しましたが、体操・ストレッチの中で有名なのが、「ラジオ体操」でしょう。ラジオ体操は、米国の保険会社が考案した体操を1928年に日本人用にアレンジして作られたもので、よい部分もありますが、腰や膝に負担のかかる動きも含まれています。

では、どのような体操をすればよいか。私は、①両手を組んで頭の上に伸ばして左右に身体を倒す②組んだ手を胸の前において体を左右にひねる③体を前後に曲げたり伸ばしたりする、この3つを勧めています。転倒しないよう椅子に座って行うのが安全です。この体操は肩こりや腰痛にも有効です。背伸びはある意味、深呼吸をしているともいわれるように、両手を上に伸ばして背伸びをするだけでも気分転換にもなり、よいと思います。

首や肩の「こり」に効く体操

首や肩の「こり」は、頭を支え、腕を吊っている筋肉の疲れが原因で起こります。同じ姿勢を続けすぎて筋肉が疲れないようにするため、仕事の合間などに首や肩などを動かす体操を行い、筋肉を緊張状態から解放してあげましょう。

首や肩のこりを治すための決まった体操は特にありませんが、首や肩甲骨を動かし、背伸びや両肩をグッと上げてからすとんと落とす肩すくみの運動をするのがお勧めです。首を動かした際に張りを感じたり、気持ちのよい方向があれば、その方向にゆっくりと首を動かします。筋肉をゆっくりと伸ばす感じです。

肩甲骨は、重い腕とともに首や背中から吊り下がっているため、肩甲骨を動かす運動は、筋肉を和らげる効果があります。肩甲骨を動かすことを意識して両肩を前から後ろからゆっくり3回ほどまわしてください。両手を組んで手のひらを天井に向けて背伸びをすることで、首や肩のまわりのこわばった筋肉や関節を動かすことができます。ついでに背伸びをしたまま左右に体を倒したりひねったりすれば腰痛にも効果があります。さらに、肩すくみ運動にも筋肉の緊張をほぐす効果があります。一度に長い体操をするよりも、こうした短い体操を何度もしたほうが効果的です。いつでもどこでも、思いついたら筋肉をほぐすイメージで、2～3回行ってください。

家の中でも運動不足解消

家の中でも、ちょっとした工夫をこらすだけで運動することができます。例えば、あえて湯飲みに入れるお茶の量を少なくしてこまめにお茶を入れるようにすれば、立ったり座ったりの運動になります。

また、椅子の背や壁につかまって、浅いスクワットを1セット5回程度、1日に数回行うだけでも十分効果があります。椅子に座って両手を頭の上で組んで背伸びをして、体を前後左右にゆっくり動かす運動や、椅子に腰を下ろして片方ずつ脚を伸ばしたり、曲げたりする運動もお勧めです。洗面所の鏡の前で、片手か両手を洗面台か壁に添えて立ち、転倒しないようにしながら片脚ずつその場で上げる運動は、歩く練習になります。この時、鏡を見て自分の頭が左右に揺れないようにすれば、バランス練習にもなります。

椅子を使わなくても、床やベッドの上で片方ずつ脚を上げたり下ろしたり、膝を伸ばしたり曲げたりするだけで運動になります。「フィットネスクラブや公園でなければ運動はできない」と決めつけて何もしないのではなく、その場でできることをしっかりとやることが、運動不足の解消につながります。

ウォーキングのポイント

中高年になってから激しい運動をすると、酸素を吸いすぎて老化を早めてしまいます。健康のための運動としてはウォーキングが最も適していますが、何事も適度が大切です。

かつては1日1万歩が目安とされていましたが、青柳幸利氏の著書『やってはいけないウォーキング』（SB新書）では、群馬県中之条町の65歳以上の住民5000人を15年以上調査した結果、最も健康的な歩数は1日8000歩だということが分かっています。この8000歩の中に20分の早歩きタイムを取り入れることで、さらに効果が高まるとされています。

信州大学の能勢博教授は、早歩きとゆっくり歩きを3分間ずつ繰り返すインターバル速歩が中高年者の下肢の筋力アップ、持久力アップや生活習慣病予防、熱中症予防に役立つと提唱しています。最初3分間はゆっくり、次の3分間は速歩、次は3分間ゆっくり、次の3分間は速歩で、最後の3分間はゆっくり歩く合計15分です。速歩の時は少し大股で腕もしっかり振ります。雨の日や体調が悪い日は無理をせずに休んだり、時間を短くしたりすることも長続きする大事なポイントです。水分補給を忘れずに、転倒しないように充分に注意しましょう。

最近の研究ではウォーキングにより脳の血流が増えるため、うつ病や認知症予防にも効果があるとされています。

歩き疲れに効くツボ「足の三里」

下肢の向こうずねの外側にあり、足を挙上する前脛骨筋《ぜんけいこつきん》の疲労、あるいは炎症を「前脛骨筋炎」といいます。前脛骨筋は、足先が垂れてつまずかないように足を上げるためだけの筋肉なので、後方の下腿三頭筋《かたいさんとうきん》に比べると小さいです。そのため、長時間歩いたりすると、疲れが出て痛みが生じやすくなります。前脛骨筋のうち、膝関節の外側の少し下の部分には「足の三里」と呼ばれるツボがあります。松尾芭蕉が「奥の細道」の旅に出る際にお灸を据えたツボとして知られ、「三里に灸すゆるより」との記述もある、由緒あるツボです。

この箇所に痛みが生じるのは、「少し休んでほしい」という筋肉のサインと考えます。痛みが出る前、痛くなったあとに足の関節をゆっくりと上下に動かし、前脛骨筋をほぐしましょう。ただし、強い指圧は禁物です。一時的に痛みを抑えても、そのあとに筋肉の炎症がさらに強くなる場合があるからです。歩く前から消炎鎮痛薬の湿布や塗り薬を使うのも効果的ですが、痛みが生じてから使ってもよいです。

坐骨神経痛《ざこつしんけいつう》がある時にも、「足の三里」の部分に神経性の痛みが出ることがあります。「手の三里」にも、神経痛が生じる場合があります（上腕骨外上《じょうわんこつがいじょう》顆炎《かえん》）。そのため、これらの「三里」は、筋肉痛と神経痛の交差点のようだと私は考えています。

Physical pain consultation room

3

第3章

ケガした時の対処法

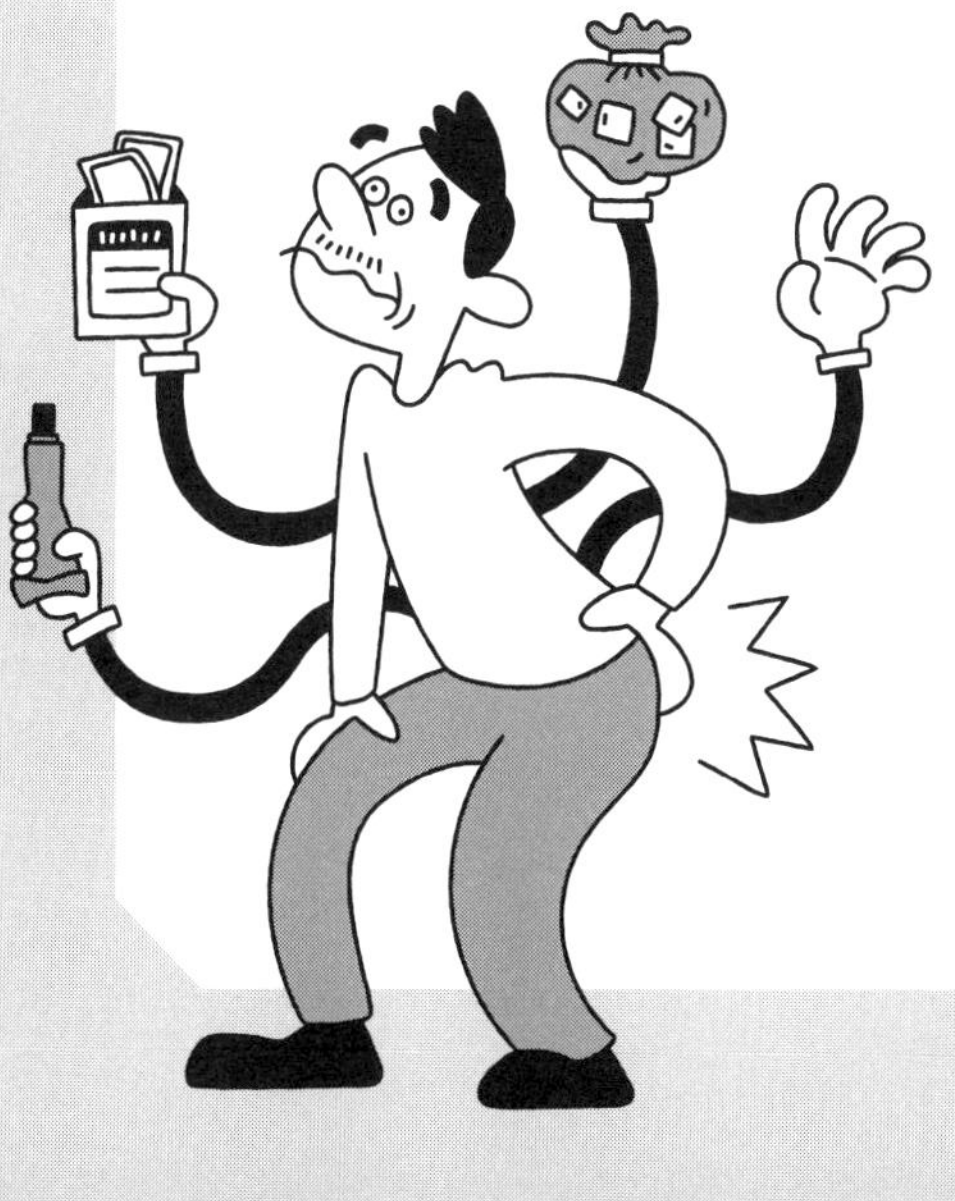

安静にするか動かすかの判断基準

整形外科的なケガや病気で痛みや腫れが強い時や、ある部位が感染を起こした時、骨折や捻挫した時、それらはしばらくの安静や固定が必要です。

安静にする期間は、病気やケガの種類や程度により異なります。多少は動かしてよい場合もあれば、ギプスや装具での固定が必要なケース、松葉杖を使って足を地面につかなければ歩いてもよい場合や、しばらくベッド上での安静が必要なこともあります。ただし、関節や筋肉などの運動器は、安静や固定の期間が長くなるほど柔軟性がなくなってしまうため、必要最小限の安静・固定をしたあとは、徐々に動かしていきましょう。なお、いつからリハビリを始めるか、どのような運動をするかなどは、整形外科の主治医に相談してください。

これに対して、最初から安静にせずに少しずつ動かしたほうがよい場合もあります。一般にぎっくり腰といわれる急性腰痛は、以前は「最初は寝て安静にする」ことが一般的な対処法でしたが、2012年の腰痛ガイドラインでは「骨折や神経痛がなければ、最初から動かすほうが安静にするよりも早く治る」と、方針が180度変わりました。

私は以前から、かなり強い痛みの急性腰痛でも、最初から少しずつ動かすよう指導してきました。ようやく自分の治療方針が認められたような気持ちです。

ケガをしたら、冷やす？　温める？

冷やす・温めるは、どう使い分ければよいのでしょうか。ズバリ、ケガをした時は「最初は冷やし、その後は適当な時期から温める」のが正しい対処法です。

例えば、太ももを打撲した時に内出血した箇所を温めると、血行がよくなりさらに内出血が進んで腫れが増してしまいます。ケガの直後は痛めた箇所を冷やし、血管を縮小して内出血を減らし、腫れを抑えましょう。痛みの感覚を麻痺させる効果もあります。

しかし、低温にしすぎると凍傷になってしまう恐れもあるので、冷やす時はビニール袋に氷水を入れたくらいの温度が最適です。また、長時間冷やし続けると組織の血行が悪くなり、酸素や栄養が足りなくなってしまうので、ケガの状態にもよりますが、冷やす時間は10～20分程度にしておきましょう。間歇的《かんけつてき》に冷やすのもよいでしょう。

内出血は打撲してから1～2日で止まり、腫れがピークに達するので、それ以降は逆に温めて血行をよくし、組織の活性と再生を促します。血行は、組織に酸素や栄養を補給し、老廃物を捨てる上でも大切です。冷やす時間、温める時間はケガの状況や部位によって異なりますが、入浴時に患部が温まりズキズキ痛む時は、まだ急性期なので冷やさないといけません。逆に患部が気持ちよければ急性期をすぎているので、温めてよい頃合いです。

ぎっくり腰は冷やす？　温める？

ケガをした時は最初に冷やすのが基本ですが、ぎっくり腰の場合はほとんどの場合、温めたほうが楽になります。

一方、腰を打撲するなど、腰の皮膚の下の組織や浅い部分にある筋肉がケガをして炎症を起こした時は、ケガの基本通り、最初に冷やすのがお勧めです。

しかし、腰の奥のほうにある椎間関節を捻挫したり、その奥にある椎間板に亀裂が生じたりした時は温めたほうがよいのです。椎間関節や椎間板をケガした時は、まわりの筋肉が痛みのせいでギュッと締まり、縮んだ状態になります。これによって腰痛がさらにひどくなってしまうので、腰部の筋肉を温めて縮んだ筋肉をほぐし、血行をよくして筋肉性の痛みを和らげてあげましょう。

また、ぎっくり腰になったら安静にしたほうがよいと思われがちですが、日本整形外科学会と日本腰痛学会が発行した腰痛診療ガイドライン２０１２で、急性腰痛には安静より、少しでも動いているほうが早く治ると示されてから治療が一変しました。痛いからと何日も安静を続けると、次に動く瞬間にもっと強い痛みが襲いかかってきます。

ケースにもよりますが、寝込まずに、少しずつでも動いているほうが早く治ります。

突き指は「引っ張って治す」？

「突き指」は病名ではなく、指先にボールが当たる、壁に指先からぶつけるといったケガの仕方のことをいいます。それにより起こり得るのは指の関節の捻挫や脱臼、骨折などです。

捻挫とは、骨折も脱臼もなく、関節を包むカプセルや靱帯、腱が傷んだ状態です。脱臼とは、関節の向き合う骨と骨の関節面が完全にズレてはずれたり（完全脱臼）、少しズレたり（亜脱臼）する状態です。完全に脱臼していて時間がたってしまうと、脱臼がもとに戻りにくくなり、血管や神経を傷つけることもあるので、昔はその場で指先を引っ張って整復したのだと思います。しかし、骨折と脱臼が同時に起こっていることもあるので無理に引っ張らず、そのまま整形外科を受診、X線検査を受けてから処置するのが安全です。さらに脱臼がその場で治っても約3～4週間の固定と、その後のリハビリが必要になります。また、骨折があるかないかで手術が必要な場合もあるので、X線検査が大切です。

関節がズレていない（脱臼していない）のに無理に引っ張ると関節を傷め、骨折があれば悪化しますので、引っ張らずにそっとして、痛みの程度が強ければやはり整形外科を受診してください。先日、親指を突き指して1ヵ月半経っても関節が腫れて曲がらない患者さんが受診され、X線検査で骨折が見つかるケースがありました。

脱臼した時の対処法

骨と骨をつないで動かす部分を関節といいますが、本来あるべき骨同士の位置がズレた状態を「脱臼」といい、完全にズレる完全脱臼と、一部の関節面は合っている不完全脱臼（亜脱臼）があります。脱臼が生じると、関節が動きにくくなり、見た目の変形を生じます。

脱臼の原因には、ケガによるものと、何かしらの病気によるもの、または先天性のものがあります。ケガが原因の時は、血管や神経の損傷を防ぐため、また、脱臼したまま日時が経つともとに戻らなくなるので、早急に整復が必要です。整復したあとは関節を固定し再脱臼を防ぎます。

一定期間固定し、破れた関節包や靭帯が固まったら、今度は関節を動かすリハビリに取り組みます。最初は固定、あとにリハビリです。

一方、病気によって麻痺が生じ、筋力が低下して、例えば肩関節などが緩んで脱臼することもあります。ほかにも、関節液が溜まりすぎて関節面がズレることもありますが、こうした場合は、まずは原因となる病気を改善させる必要があります。

そして、それぞれの症状に応じた固定や手術を行うのが最善の療法です。よほど症状が軽い場合以外は、最初に整形外科を受診することをお勧めします。

捻挫は安静にしていればよい？

捻挫は、骨と骨をつなぐ、靭帯を含む関節包や筋肉などの軟部組織が、部分的に、あるいは完全に断裂した状態です。靭帯損傷は手術が必要な時もあるので捻挫と区別することもあります。捻挫がひどくて関節面がズレた時は亜脱臼、外れた場合は脱臼といいます。

捻挫した時は、まずは整形外科でX線検査を受け、骨折がないことを確認します。最初は安静・固定が必要です。年齢や症状によって期間は異なりますが、装具やギプスで数日から数週間患部を固定させます。固定・安静の後は、硬くなった靭帯などを柔軟にするリハビリがとても大事です。最初はゆっくり、徐々にしっかりと、自分で関節を動かすようにしましょう。安静のあとにリハビリをしないとなかなか痛みが取れません。

捻挫や靭帯の損傷は、最初にしっかり固定させないと、靭帯が伸びたままになってしまいます。たかが捻挫と侮って治療を疎かにしておくと関節に緩みが生じて、少しひねっただけでも踏ん張りが効かなくなります。そうなると再び捻挫しやすくなり、いわゆるクセになってしまいます。

緩みが重度の場合は将来、変形症関節症をきたす危険があり、靭帯再建術が必要な場合もあります。何事も最初が肝心なので、整形外科を受診し、しっかりと治療を受けましょう。

「足関節捻挫」にご用心

足関節捻挫は、歩行時や山登り、スポーツなど、日常生活で起きることが多い外傷です。捻挫は、関節に外力が加わるなどして、関節包や靭帯、筋肉、腱が部分あるいは完全に断裂した状態のことです。捻挫より重症で関節面がズレた状態を脱臼といい、脱臼の場合は早期に整復固定が必要です。

足関節捻挫は、かばいながら何とか歩け、日常生活への支障が軽度であることから、つい軽くみられがちですが、きっちり治療しないと靭帯が緩んで伸びたままになり、グラグラと不安定な足首になってしまう恐れがあります。そうなると、少しひねっただけで捻挫する、いわゆる「クセ」になってしまいます。

治療の原則は、まずX線検査で骨折がないことを確かめたあとで、捻挫の重症度により固定を強くあるいは弱めに行います。伸びた靭帯を短く治すという感じです。テーピングは風呂に入る時などに不便なので、保険適用のしっかりとした装具で適宜固定します。靴も履けて歩きやすくなります。靭帯が完全に切れて関節がグラグラの場合は、ギプス固定や手術で靭帯を縫合することもあります。そして、固定や手術のあとには少しずつ動かしていく運動療法（リハビリ）が大切です。

捻挫にはリハビリが大事

捻挫では、まずX線写真を撮り、骨折や脱臼がないことを確認します。靭帯や関節包が断裂しているので、最初は局所の安静・固定が必要です。固定期間は、年齢や捻挫の程度によって異なり、数日から数週間が目安となります。

関節は動かして使うものなので、最初は安静・固定が必要でも、途中からは動かしていきます。リハビリテーション（リハビリ）とは、もとの元気に動く体に戻すという意味ですが、傷つき固定して硬くなった靭帯などを柔軟にする体操、つまりリハビリを、最初は少しずつゆっくり行い、徐々に動かす範囲を広めていきます。

足関節捻挫の場合は、受傷後数日から1～2週間の間に足関節の運動療法を始めます。最初にきちんと固定しないと、靭帯が伸びてしまい、少しひねっただけでも踏ん張りがきかず、捻挫を起こしやすくなり、いわゆる「クセ」になってしまいます。

伸びた靭帯が短くなるように固定しながら足関節を動かせる装具が保険適用になっています。捻挫の程度が軽度・中程度ならば装具で固定し、おおむねリハビリで改善できます。ただし、靭帯が完全に断裂して緩みがひどい場合は、将来変形性関節症をきたす可能性があり、靭帯再建術などが必要になることもあります。

手関節の捻挫後に、痛みなどが続く原因

手関節を捻挫してX線検査で見ても骨折がないにもかかわらず、1～2週間経っても痛みが続いたり握力が低下したりする場合があります。親指の根元で指を広げると凹みになる部分の奥にある舟状骨《しゅうじょうこつ》（手の甲・手のひらの中にある8個の手根骨の1つ）の骨折は、1～2週間経たないとX線で写らないことが多いので注意が必要です。舟状骨は手関節や隣の月状骨《げつじょうこつ》との関節面が軟骨に覆われて血管が入り込めず、血行は手の甲の遠位側から供給されるため、舟状骨は一度骨折するとなかなか治りにくいのです。骨折が判明した時は癒合しない偽関節になり、骨移植が必要になるケースもあります。

また、手関節を捻挫して3～4週間経っても手の尺側に痛みが残り、手関節を動かした時に痛みが生じる場合には、軟骨と靭帯などで手根骨と尺骨を結合し、安定化させるクッションのような役目をする「TFCC（三角線維軟骨複合体）」の損傷の可能性があります。多くの手関節を診療していますが、炎症を含めたTFCC障害は少なくありません。X線検査では異常が認められないので、痛みと圧痛の部位から診断します。手関節の体操が大事ですが、痛みが長引く場合はケナコルトという長期間作用性のステロイド注射がよいこともあります。場合によっては、手関節鏡という小さなカメラを挿入し、診断・治療することもあります。

神経痛は安静にすべき？

中枢神経と呼ばれる脳と脊髄は、柔らかくてわずかな外傷でも大きなダメージを受けるため、頭蓋骨や脊椎の硬い骨に囲まれています。脳や脊髄から枝分かれして顔面、頭部、手足や体幹に行く末梢神経も、中枢神経ほどではありませんが、外傷や刺激でダメージを受けやすい組織です。そのため、末梢神経も手足の指以外は柔らかい筋肉組織などに守られています。末梢神経が通る部分にケガをすると、神経線維がダメージを受けます。この場合は程度によりますが、数日間から数週間は安静が必要です。関節のそばを通る末梢神経は関節の動きで伸び縮みします。関節を動かしすぎると神経がすれて炎症を生じ、痛みやしびれをきたします。このような時も程度によりますが、安静が必要です。関節は固定すると日常生活に不便をきたします。神経痛がひどくて、どうしても関節を安静にする必要がある時は、サポーターで軽く動きを制限するとか夜間だけ装具などで固定するなどの工夫をしましょう。

安静は必ずしも1日24時間というわけではなく、寝ている時の6～8時間だけの安静や、軽い安静など様々な方法があります。末梢神経は多少伸び縮みする柔軟な組織なので、神経痛が治まってくれば、徐々に動かしていきます。あまり安静にしすぎると関節や筋肉が固くなりますし、神経そのものの柔軟性も失われてしまいます。

寝違えた首、どうしたらよい？

朝起きたら首が痛くて動かせない。このような症状を「寝違え」「スジ違え」といいます。就寝中に頸椎の筋肉がたまたま炎症を起こしたり、寝返りを打った時に頸椎の後ろにある椎間関節や筋肉が捻挫したりするのが原因です。また、疲労や運動などで首の筋肉が炎症を起こしていると、翌朝に目が覚めて重たい頭を持ち上げようと首を動かした時に、首にピリッとした痛みを生じることもあります。また、こうした寝違えやスジ違えは、昼間でも起こります。小さな段差を踏み外したり、後ろを振り向いたりした時などに捻挫を起こし、軽い捻挫でも炎症が続いて起こって、痛みがさらに強くなるケースなどです。

寝違えやスジ違えによる痛みは、長くても数日のうちには痛みが少なくなり、いつものように首が動かせるようになることがほとんどです。治療の際には消炎鎮痛薬の湿布や塗り薬を使い、痛みが強い時は消炎鎮痛薬を服用しましょう。一刻も早く痛みを和らげたい時は、筋肉を緩める薬やトリガーポイント注射も効果的です。痛くても首を痛む方向にゆっくりと動かすことで、こわばった関節や筋肉がほぐれていきます。それでも痛みが引かない場合や、痛みが肩甲骨あたりまでひびく時、腕にしびれをきたす時は、頸椎からの神経痛の疑いがあります。その際は整形外科を受診し、原因をよく診てもらいましょう。

首の寝違えに効く体操

朝起きた時、首を動かすと痛みを感じる「寝違え」は、首の筋肉の炎症や捻挫、あるいは椎間関節という頚椎の後ろの小さな関節のわずかなズレによって起こります。原因は、前日の仕事やスポーツ、寝ている間に首筋が冷えた場合、寝返る時にひねってしまったなど様々ありますが、はっきり原因が分からないことがほとんどです。昼寝のあとや起きている間に、急に起こることもあります。多くの場合、治療をしなくてもいわゆる日にち薬で自然に治ります。

痛みが激烈な場合は多少安静が必要ですが、安静にしすぎるのは禁物です。少し痛みを感じる方向にゆっくりと動かしたほうが早く治ります。ただし無理はせず、可能な範囲で動かすのがポイントです。痛くても少し頑張って、痛みを感じる方向にスローモーションでゆっくりと動かすイメージです。この体操を一度に2～3回、1日に何回か行うことで、徐々に痛みが解消していきます。また、湯に浸して絞ったタオルなどで痛みを感じる部分を温めて筋肉をほぐし、血行をよくしながら体操をするのもお勧めです。痛みが数日続く場合は、湿布薬や塗り薬などの消炎鎮痛薬や筋肉弛緩薬などを併用すると楽になります。痛む部位がはっきりしている時は、痛み止めの注射も効果的です。2週間以上痛みが続く場合は、頚椎性の神経痛などが原因のこともあるので、整形外科を受診してください。

犬や猫に噛まれた時はどうすればよい？

私が40年前に医師になった頃、先輩からクギの踏み抜き傷と、噛み傷には注意しなさいといわれました。クギを踏んだり動物に噛まれたりした時は、表面の傷が小さくても奥に深いことがあります。しかも表面の傷はすぐに治って閉じてしまい、菌が奥で繁殖して感染し、膿《うみ》が溜まる危険があるためです。今でも、その教えは大事に守っています。

喧嘩で人に噛まれることや殴って相手の歯で自分の指などをケガすることもあるかもしれません。動物も人間も口の中は雑菌だらけです。猫の歯や爪は、犬より細くて傷が深くなりやすいうえ、犬より毒性の強い菌を持つことが多く、噛み傷の感染の重症度は、猫＞人＞犬の順に注意が必要です。そして、なるべく早く外科系の医療機関を受診しましょう。傷は、よく洗って内部の膿や液が出やすいように原則傷を縫いません。ペニシリン系などの強力な抗菌薬をしっかり服用か点滴します。噛み傷に使う抗菌薬は、現在はオグサワ（オーグメンチンとサワシリンを併用）が推奨されています。日本では狂犬病のワクチン接種がほぼ行き渡り、狂犬病の発症はほとんどありませんが、東南アジアやアフリカでは、現在でも狂犬病で毎年６万人もの人が死亡しています。狂犬病には普通の抗菌薬はまったく効かないので、海外で動物に触れる時は十分注意しましょう。

Physical pain consultation room

4

第4章

病院・治療のエトセトラ

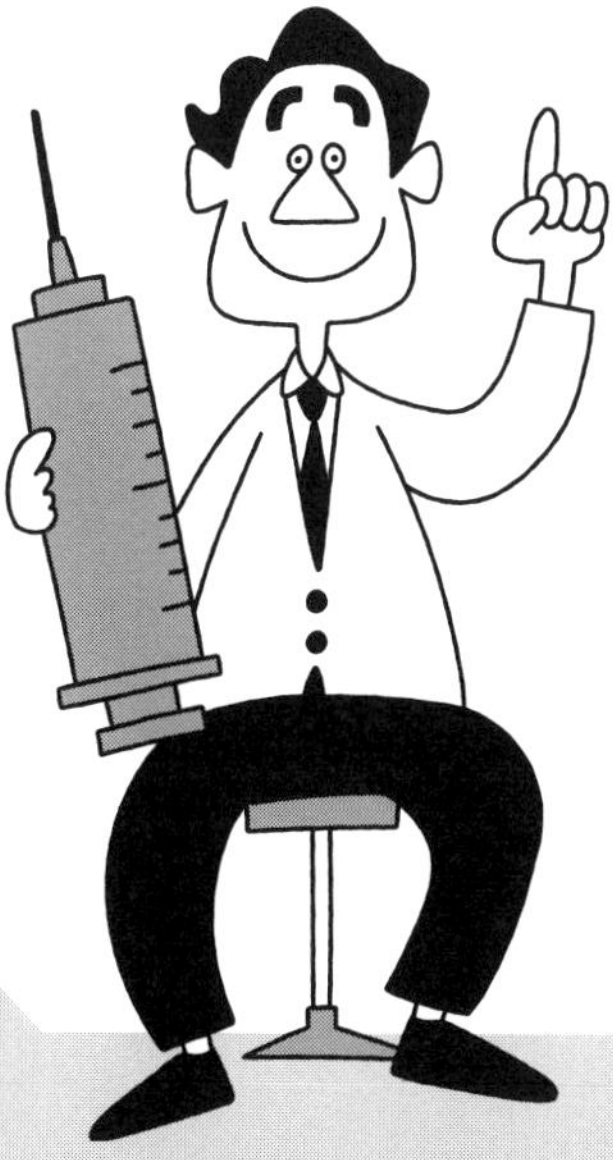

どこに受診すればよいか分からない！

病気やケガで、どの科のどの医師にかかればよいか分からないことがあります。もし近くに自分が信頼する開業医がいれば、受診して相談してみてください。優秀な医師のネットワークがあり、自分の専門外でもよい医師の情報を提供してくれるはずです。

例えば「首の前方横の奥に違和感を覚える」という患者さんが時々受診されます。耳鼻科を受診して「問題ない」といわれて訪れます。首の前方には気管、食道、甲状腺、耳下腺、顎下腺などの様々な病気があり、色々な科が治療しています。

整形外科的にX線検査でも神経なども問題ないと判断した場合、私は自分の出身の病院で頭部を扱うレベルが高く面倒見のよい医師を紹介します。「どの科に紹介すればよいか分からず、先生に紹介させていただきましたが、もし先生のご専門と違う病気が疑われる時は、また別の医師をご紹介ください」と紹介状に書いて患者さんを送ります。

でも、わざわざ受診して別の科の医師を紹介してもらうのが困難な場合は、大きな病院の受付か電話で相談してみてください。最近は大きな病院であれば、どの科に受診すればよいか分からない場合に、最初に初診内科や総合内科などのベテランの医師が診察し、そのあとに該当する科に振り分けるという専門の科がある病院が増えています。

手の震えは何科を受診する？

極度の恐怖や緊張に見舞われた時、また寒い時に手が震える現象（振戦《しんせん》）は「生理的振戦」といい、原因が消え去れば震えも治まります。一方「本態性振戦」は明らかな原因がないのに震えがある状態のことで、日常生活に支障がない程度なら特に治療の必要はありません。

しかし、食事をしたり、字を書いたり、コップを持っている時など、何でもないような場面で手が震え、日常生活に影響が出るような場合は、何か別の病気が背後にある可能性があります。手の震えは、整形外科の病気ではほとんどみられない症状で、病気としては本態性振戦のほかに、パーキンソン病や甲状腺機能亢進症（バセドウ病）などがあります。その中で特に覚えておいたほうがよいのが、パーキンソン病です。脳内のドーパミン作動性神経細胞に障害が生じて、手足の安静時の震えや筋肉の硬直、動作の鈍化、前のめりの小刻み歩行などの症状が現れます。昔は「発症すると10年後には寝たきりになる」といわれていましたが、現在は効果的な治療薬もあるので、治療が早ければ早いほど、大きな支障もなく生活することができます。

いずれにせよ、いつもと違う手の震えを感じたら、まずは脳神経内科や内分泌内科を受診し、内科的な病気がない時は、心療内科を受診してみましょう。

顔のしびれやめまいは何科へ?

自律神経のバランスが崩れると、顔面のしびれやめまいを発症することがあります。それぞれの症状に合わせて、どの科で受診すればよいかを押さえておきましょう。

顔面の神経支配は、あごの下以外はすべて脳神経の支配のため、顔面のしびれを起こす病気には脳卒中（脳梗塞、脳出血、くも膜下出血）や脳腫瘍、顔面神経麻痺（片方の顔面の筋肉が麻痺しまぶたを閉じられない、よだれが垂れるなどの症状）、三叉《さんさ》神経痛（顔面の片方に強い痛みが生じる病気）などがあり、最初は脳神経内科を受診するのがお勧めです。

グルグルとまわるような回転性の末梢性めまいは耳鼻科が専門ですが、突発性の難聴は診断と治療が早いほど後遺症が残りにくくなるので、難聴にめまいが重なった時は、早急に耳鼻科を受診しましょう。休日や夜間の場合は、大病院の救急外来を受診してください。

よろめくような、回転しない浮遊性の中枢性めまいは、脳や小脳の障害、脳血管障害、腫瘍などが原因であるケースが多くみられます。高血圧が原因の場合は循環器内科で治療を受けることになりますが、脳の病変がないかどうかを確かめるためにも、まずは脳神経内科を受診するのがベストです。ただし、脳神経内科は比較的大きな病院にしかないので、あらかじめ調べておくようにしましょう。

頭痛は症状で病院を選ぶ

気温や気圧の変化、花粉症、環境の変化など、心身への様々なストレスが頭痛の原因となります。人間の頭には脳など重要な器官が集中しているので、脳神経外科や脳神経内科、眼科、耳鼻科、形成外科、口腔外科など、頭に関わる専門科はたくさんあります。

しかし、頭痛の原因には、くも膜下出血、脳出血、脳炎、高血圧脳症、急性・慢性硬膜下血腫、片頭痛、群発頭痛、側頭動脈炎、緑内障など様々なものがあるので、どの科を受診すればよいのか迷うところですが、まずは脳の専門家である脳神経内科を受診してみましょう。

緑内障のように目に症状がある時は、眼科も同時に受診してみてください。また、首から後頭部が痛む頭痛や頚部痛は、緊張性頭痛・筋緊張性頭痛といい、整形外科の領域となる場合があります。一方で、急に強い頭痛が起きた時は、「脳卒中」の可能性があるので、脳の専門病院や脳神経外科があるできるだけ大きな病院で早急に受診してください。治療が早いほど、後々の後遺症のリスクを減らすことができます。

整形外科の筋肉性や末梢神経性の頭痛は急がないので、脳に問題がなければ、そのあとの受診で構いません。

神経痛は何科にかかればよい？

神経痛や神経麻痺の場合、脳神経内科と整形外科、あるいは脳神経外科、どの科を受診すればよいのか？　一般の方には難しい問題だと思います。

顔面や頭の神経痛、しびれや麻痺は脳由来の問題なので、脳神経内科か脳神経外科を受診します。もし脳梗塞や脳出血、くも膜下出血だった場合は遅れるほど後遺症が残ってしまうので、一刻も早い診断と治療が必要です。そのほか目が見えない、ろれつがまわらないという場合も、手足の麻痺のあるなしにかかわらず、一刻も早く大きな病院の脳神経内科か脳神経外科を受診してください。

脳神経内科はパーキンソン病や脳梗塞、脳出血、くも膜下出血、顔面神経麻痺などと同時に、手足の神経痛なども扱います。整形外科との違いは、脳由来か末梢神経そのものが変性した場合の手足の神経痛を扱うことです。

一方、整形外科は脳以外の首から下の脊髄神経とその末梢神経を扱います。具体的には、頚椎椎間板ヘルニアによる頚神経根障害、手根管《しゅこんかん》症候群などの使いすぎによる神経痛、腰部脊柱管《せきちゅうかん》狭窄症《きょうさくしょう》、腰椎椎間板ヘルニアによる根性坐骨神経痛《こんせいざこつしんけいつう》などが対象となります。このような脊椎や末梢神経が原因の神経痛は、急ぎませんが整形外科を受診するのが安全です。

帯状疱疹《たいじょうほうしん》は整形外科でも診ることがある

帯状疱疹は皮膚科の病気ですが、整形外科などほかの科でも治療します。幼少期の水ぼうそうを引き起こす水痘帯状疱疹ウイルスが神経細胞に潜んでいて、大人になってから加齢やストレス、免疫低下が引き金になって帯状疱疹を発症します。最初は皮膚のかゆみや痛み程度ですが、数日後には水ぶくれとチリチリ、ビリビリとした神経痛が出てきます。水ぶくれは顔や背中から腹部、手足などにかけて、必ず左右の片側に、末梢神経の走行に沿って帯状に広がっていきます。最初は水ぶくれがないことが多く、見逃されやすい病気です。腰痛として湿布を貼って、水ぶくれができても湿布かぶれだと思って見逃してしまうこともあります。

何よりも早期の発見・治療が大切で、治療が遅れると強い神経痛が続くやっかいな状態になり得ます。抗ウイルス薬を経口で飲みますが、顔面の帯状疱疹は難聴や視力障害を起こすことがあり、それぞれ耳鼻科や眼科でより強力な治療が必要な時もあります。

帯状疱疹は高齢になるほど多いのですが、最近は若い人にも増えています。これは2014年から小児に水痘ワクチン接種が始まり水ぼうそうの子どもが減ったことで、周囲の大人がウイルスに被ばくする機会が減り、免疫ができないことが原因です。50歳以上の人には、ワクチンが2種類使えるようになっているので、皮膚科の医師にご相談ください。

症状を伝える準備をしておこう

病院やクリニックでは、医師が患者さんに「問いながら診断する」問診が最初に行われますが、病気によっては問診だけで診断がつく場合もあるため、とても大事です。

問診では、まずは受診した理由や原因（整形外科なら、「腰が痛い」「手がしびれる」など）、次に過去の病歴を聞かれますが、いつからその症状が始まったかがとても大事です。急性か慢性かが診断に大事な要素になるため、「3年前から右の膝が痛くて近くの整形外科に通院し、昨年末にはよくなったけど、先月くらいから再び痛くなった」など、具体的に話すことを心がけましょう。「最近」「だいぶ前」など、曖昧な表現は禁物です。また、ケガや使いすぎなどの原因があるかないかや、「重い物を持つ仕事」「長時間立ち続ける仕事」などの職業の情報も重要です。ほかにも、自分の過去あるいは現在の重要な病気（既往歴《きおうれき》）、薬に対するアレルギーの有無なども伝えます。さらに別の医療機関でもらっている薬や検査データがあれば、それも見せましょう。

受診前に、「どこを診てほしいのか」「いつからか」「今までの経過」これらを簡単にまとめておくと、医師の前で緊張しなくてすみます。私が他科の医師を受診する時も、いつもこの準備をしています。

整形外科で病名を教えてくれないのはなぜ？

患者さんに「前の病院では、病名はどのように説明を受けましたか？」と聞いた時、「病名は聞いていない」と答えられることがあります。しかし、保険に診療報酬を請求するためには病名が必要なので、診察した医師は何らかの病名をカルテに記載しているはずです。

整形外科では、1回の診察だけで病名を決めることが難しいことが多いのです。特に腰痛は、原因が複雑に絡んでいることがあり、X線写真で腰椎分離症が見つかっても、それが腰痛の原因とは限りません。X線検査やMRI検査で骨折やヘルニアはないとはいえるかもしれませんが、筋肉の炎症や疲労は変化が見えず、画像では診断がつきにくいのです。

近年は訴訟のリスクもあるので、整形外科医も慎重にならざるを得ません。そのため、病名をハッキリとはいわずに治療を始めることもあります。ちなみに、私は開業して以来、ほぼすべての初診の患者さんに病名を書いた紙を渡してきました。最初は心配でしたが、特に問題はなく現在に至っています。ただし、診断に自信がない場合は「○○だと思われます」と、確定できていないことを明記しています。ただ、すべての患者さんの病名を完璧に診断するのは無理にしても、一般的に整形外科医は診断名を患者さんに伝えないことが多すぎるとは思っています。

整形外科の診療内容

整形外科は、骨や関節、筋肉、神経などを扱い、首や背中、腰、肘、手、股、膝、足の痛みやしびれ、動きの悪さなどを診療します。昔は外科がすべての手術やケガの治療を行ってきましたが、脳神経外科や心臓血管外科、呼吸器外科、泌尿器科、形成外科などの専門科が確立され、整形外科もその1つとして生まれました。現在、一般的に「外科」といえば、食道や胃小腸、大腸、肝臓、膵臓《すいぞう》、胆嚢《たんのう》などの消化器系を手術する消化器外科を指します。

整形外科では病気以外の手足や首、背中、腰のケガや骨折、脱臼、捻挫なども扱うほか、スポーツによる障害、骨や筋肉の腫瘍、骨粗しょう症、骨格の変形など、頭部以外の頚部から下の様々な障害も診断・治療します。交通事故災害や労働災害も扱いますが、関節リウマチのように、整形外科と内科でそれぞれ、あるいは協力して治療する場合もあります。

整形外科は、まぶたを二重にしたり、顔のシワを取ったりする美容外科あるいは美容整形と混同されることが多いです。そのため、整形外科の名称を「骨・関節科」や「運動器科」にしたほうが分かりやすいという意見も出ています。また、「外科」という名称を用いているので、手術を行うイメージがあります。しかし、病院では手術をしますが、一般開業医ではたいていの場合、内科的、保存的な治療を行っています。

ペインクリニックと整形外科

最近、「ペインクリニック」という病院が増えています。「ペイン」は「痛み」、「クリニック」は「診療所」を意味し、様々な病気によって起こる痛みやしびれを、主に神経ブロックを用いいつつ薬物療法も使いながら治療します。対象は頭から足先までの全身の痛みで、首の痛みや腰痛、肩関節、膝関節など、整形外科の領域の痛みも含みますが、整形外科の領域の診断・治療に関しては、やはり整形外科のほうが経験豊富で、色々と熟知しています。例えば、腰痛や膝関節痛の診断では体を診たあとに、骨や関節の異常を調べるためX線検査やMRI検査を行います。X線検査では、そのほかの骨の変形を見つけたり、がんの転移を見つけたりすることがあります。そのため、整形外科の領域であれば、骨・関節・筋肉・神経のスペシャリストである整形外科を受診したほうがよいと思います。

逆に、ペインクリニックを受診したほうがよいのは、整形外科で病気の原因が分からなかった時です。ほかにも、原因が分かっていても整形外科では痛みが取り切れない時、ずっと痛みが続くような時は、ペインクリニックを受診するとよいでしょう。もちろん、顔面や特殊な神経痛といった整形外科の領域外の痛みは、最初からペインクリニックを受診することを選択する場合もあります。

手術件数の多い病院はレベルが高い？

カテーテルや手術の件数が多いほど病院のレベルが高いとする記事を、新聞や雑誌で時おり見かけます。しかし、大学病院や市中の大病院などでは、同じ病気でも難易度が高い患者さんが手術を受ける傾向にあります。そのため、手術件数は必ずしも多いというわけではなく、「手術件数＝病院のレベル」とは断定しにくいといえます。

整形外科の分野でいえば、変形性股関節症や変形性膝関節症の人工関節手術は、難易度にかなりの差があります。変形の程度や患者さんのリスクは、人によってそれぞれ異なるからです。例えば、元気な患者さんで変形が比較的少なければ、手術の難易度はさほど高くありません。しかし、糖尿病などの基礎疾患があり、全身の状態が悪く、高度な関節変形や骨粗しょう症があると難易度はグッと高くなります。手術後の経過の良し悪しも、手術が簡単なケースのほうが良くなりやすいのが特徴です。

そのような難易度を比較する物差しはないので、「手術の件数でしか比較検討できない」といわれればそれまでですが、症例数だけで順位をつけるなら、「症例の難易度は考慮されていません」などのただし書きをつけてほしいともどかしく思う医師は、おそらく私だけではないと思います。

手術を「する」「しない」の判断基準

手術をするかしないか。ここでは整形外科的な病気やケガに限って話をさせていただきます。骨折、関節、頚椎や腰椎などでは、病気やケガの状況、年齢、全身の状態、家族の状況などで変わってきます。認知症のご主人と2人暮らしの奥さんが、ご主人を1人家に残して入院することができないなど、社会的な制約も最近では増えています。

骨折で骨片が神経や血管を圧迫している場合などは手術が必要ですが、手術をしないほうが早く治る場合もよくあります。私が勤務医だった頃は、骨折で手術をするかしないかメリットとデメリットが拮抗している場合は、どちらかといえば手術を勧めていました。病院では整形外科ならば、手術をする患者さんを優先するからです。開業してからは立場が変わり、保存的に治療するか病院に手術の紹介をするか、同じメリットとデメリットならば保存的治療を勧めてきました。

頚椎や腰椎の病気で手足に麻痺がある場合は、ある程度早く手術をするほうが麻痺が治りやすいこともあり、患者さんと相談して手術を勧めることもあります。一般の方が主治医から手術をするかしないか選択を迫られた時は、ほとんどの場合どうすればよいか分からないと思います。「先生が同じ状況ならどちらを選びますか?」というように丁寧に訊くとよいでしょう。別の整形外科医に訊くのも1つの方法だと思います。

リハビリには旬がある

リハビリテーション（リハビリ）は、障害の生じた機能だけでなく、精神的、社会的にも、もとの状態に戻す目的があります。つまり、単に動けるようにするだけでなく、自信も取り戻すという奥の深い世界なのです。

ところが、整形外科の外傷や病気の治療中にリハビリをきちんと行わない患者さんがいます。薬や手術で病気が治っても、その後のリハビリが大事です。病気の種類や患者さんの状態により異なるので一概にはいえませんが、リハビリの1つである運動療法は、安静期間を経て適切な時期に開始し、徐々にペースを増やしていく必要があります。骨折してから半年以上経過して骨折は癒合《ゆごう》しているのに、骨折部が痛くて日常生活に支障をきたして来院される方がおられますが、この原因としてリハビリが上手にできていないことが多々あります。リハビリは、しなければならないと考えずに、したらよくなると前向きに頑張りましょう。また、リハビリの開始が遅いと関節や筋肉が拘縮し動かなくなることもあります。

リハビリには旬があります。リハビリをするように医師にいわれたら、1年後にするのではなく、すぐに行ってください。私が研修医の頃、手術をしたがる若い私に当時の指導医がいった「手術半分、リハビリ半分」という言葉を、今でも深く心に刻んで診療をしています。

「ホットパック」「マイクロ波」で温めるリハビリの効果

リハビリは運動療法や装具療法などを組み合わせて行いますが、その1つに温熱療法がありま す。打撲や捻挫の初期は少し冷やして内出血や炎症を抑えますが、1～2日後からは血行をよくするために温めるほうが早く治ります。慢性の痛みには、やはり血行をよくするために最初から温めます。

ホットパックは最近、電子レンジで温める家庭用のタイプが出まわっていますが、医療現場では内部にシリカゲルなど保温効果の高い材料を入れて温めて使用します。マイクロ波は極超短波で皮膚の奥まで温める機器です。赤外線は皮膚表面だけを温める効果しかなく、遠赤外線でも皮膚から数ミリ奥までしか届かないのに対して、マイクロ波は皮膚から数センチ奥まで温める効果があります。電子レンジの仕組みと同じなので、体の内部に金属が入っている場合は金属が熱をもって危険なので注意が必要です。また温めすぎも低温やけどになるので要注意です。

しかし、傷ついたり疲れたりした筋肉や関節を温めると血行がよくなり筋肉や靭帯なども緩んで痛みが和らぎ、動かしやすくなります。ホットパックやマイクロ波で温めたあとに、ゆっくり関節や筋肉をほぐすような気持ちで動かすことが大事です。

X線検査の放射線の被ばくは大丈夫？

骨折の有無を確認し、治療具合を調べるためにX線を使ってX線写真を撮りますが、診断と治療に必要であり、また検査で照射するX線の量は人体が害を受ける程度ではないので安心してください。「大阪大学医学部付属病院 放射線部」のホームページの「放射線被ばくについて」から主な部分を抜粋するのでぜひ参考にしてください。

Q 何回も撮影を受けても大丈夫でしょうか？ ⇩**A** 数十回検査を受けても人体に害をもたらす量よりははるかに少ないため、安心してください。

Q 子どもが撮影を受けても大丈夫でしょうか？ ⇩**A** 体が大人より小さいので、X線の量も少なくて済みます。影響を心配する必要はありません。

Q 妊娠している時に検査を受けても大丈夫でしょうか？ ⇩**A** 胎児の被ばくが100mグレイ以下であれば問題ないと疫学的調査で確認されています。

Q 将来生まれてくる子どもに影響はありませんか？ ⇩**A** 生殖器以外の被ばくならばまったく問題なく、生殖器が被ばくしても通常の線量なら影響を心配する必要はありません。

Q がんになりますか？ ⇩**A** 医療に使用されている通常のX線撮影で、がんの発生が問題となるようなX線を受けることはありません。

注射のあとに内出血を起こす理由

注射による薬剤投与や採血、神経ブロック、関節内注射などは、とても重要な治療と診断方法ですが、副作用も多少あります。注射針は様々な太さがあります。肉眼で見れば細い針でも、針先は皮膚を突き破るために鋭利な刃物のようになっているため、注射をすれば、この鋭利な針先が皮膚、皮下組織、筋肉、あるいは血管を貫くことになります。つまり、それぞれの組織が少なからず傷みます。注射針がいくら細くても、針で貫けば、たまたま神経に当たったり、血管を貫いたりする可能性があります。

医師や看護師は、注射をしてはいけない部位をしっかりと把握したうえで注射を行っていますが、皮膚の下の細い神経や血管がどこを走っているのかまでは分かりません。また、人間の体には個体差があり、重要な太い神経や動脈が浅い部分を通っている場合があるため、どんなに気をつけていても、注射で神経線維や血管を貫くことがあります。注射後に痛みやしびれが生じたり、内出血を起こしたりするのは、このせいなのです。静脈の注射後に内出血するのは抑え方の問題があり、ほとんどは軽い痛みやしびれ、多少の内出血で済みますが、稀に神経痛が残る、相当量の出血を起こすといった場合があります。注射をしたあとに異常を感じたら、医師や看護師に相談しましょう。

皮下注射と筋肉内注射の違い

新型コロナウイルスやインフルエンザのワクチン接種は、腕に対して斜めに針を刺す「皮下注射」ではなく、腕に垂直に針を刺す「筋肉内注射」で行われます。

欧米では皮下よりも筋肉内に注入するほうが免疫の効果が高いというデータから、コロナウイルスワクチンに限らず、様々なワクチンを筋肉内に注射することが主流になっています。

では、なぜ日本ではインフルエンザワクチンなどを皮下に注射するのでしょうか。1970年代に解熱薬や抗菌薬を子どもの大腿四頭筋《だいたいしとうきん》（太ももの前方部）に打っていた時期があり、その合併症として大腿四頭筋拘縮症《だいたいしとうきんこうしゅくしょう》が生じることがありました。このため、ワクチンは筋肉ではなく皮下注射をすることが、日本では主流になってきました。

今では、日本でも筋肉内注射で接種するワクチンが増えています。筋肉内に接種する場合でも合併症は起こり得るので、安全な注射方法のマニュアルが整備されつつあります。それでも人間の体は様々なので、注射を受けて手のほうに走る痛みなどが生じたらすぐに医師にお伝えください。普通の筋肉内注射はあとで揉むのですが、ワクチンの筋肉内注射は揉まないでください。

関節内注射後の発熱と腫れ

新型コロナウイルスのワクチン接種では、ごく稀に発熱や腫れるといった副反応が出る場合があります。薬剤を直接関節に注入する関節内注射でも副反応があり、最も重大なものは、注射によって細菌が関節に入ってしまう「医原性化膿性関節炎」です。国内外の文献を見ると、関節内注射後の感染率は3000回〜10万回に1回の割合になっています。

関節の感染が怖いのは、細菌を倒す役割を担う白血球が関節内にはほとんど存在しないからです。また、関節内には血管が少ないので、抗菌薬を服用しても点滴しても、なかなか関節内には到達できないため、関節が感染すると治療が難しく、重症化しやすいのです。

関節に細菌が入るのを防ぐため、関節内注射では念入りに消毒をします。特に糖尿病の人は、感染に弱いので注意が必要です。抗がん剤や免疫抑制剤を使っている人、肌が荒れている人も感染しやすいです。ただし、感染する確率は非常に低いので、整形外科などで関節内注射を受ける際は、さほど神経質にならなくても大丈夫です。関節内注射を受けてから数日以内に関節が腫れて痛む場合は、感染の疑いがあるため、なるべく早く注射をしてもらった医師に連絡する必要があります。対処が早いほど治しやすいので、早急に医師へ相談しましょう。

肩へのワクチン接種後の副反応①

日本では1970年代に解熱薬や抗菌薬を子どもの大腿四頭筋《だいたいしとうきん》に筋肉注射をして、約3600人に大腿四頭筋拘縮症の副作用が起こった歴史から、ワクチン接種を筋肉内に注射することを避けてきました。しかし欧米では、筋肉注射のほうが局所反応が少なく皮下注射よりも効果が高いため、筋肉注射が主流です。日本では子宮頸がんワクチンやコロナウイルスワクチン接種が主に肩への筋肉注射で行われています。

注射してよくないことが起こった場合、一般薬剤の場合は副作用といい、ワクチンの場合は副反応と呼んでいます。ワクチンの副反応には、全身的な発熱、倦怠感、頭痛、悪寒、アナフィラキシーショックなどがあり、接種部位の局所反応としては、痛み、腫れ、発赤《ほっせき》、しびれ、肩の可動域制限などがあります。肩への筋肉注射でワクチン接種をした場合に起こる局所的な副反応の原因としては、薬液が肩の滑液包という袋状の組織に入ったために生じる炎症のSIRVA（シルバ：ワクチン接種に関連した肩関節障害）が最近注目を集めています。それ以外に肩が上がらなくなる腋窩《えきか》神経障害や、手や指が伸ばせなくなる橈骨《とうこつ》神経障害があります。次項以降でそれぞれの副反応の原因や予防、副反応が起きた時の対応法などを説明させていただきます。

肩へのワクチン接種後の副反応②「シルバ」

筋肉注射は肩へ打つことが多いですが、それは筋肉内の神経や血管などを傷つけないために肩が比較的安全だからです。注射後、肩関節に腫れや発赤《ほっせき》、熱感が生じることも多いのですが、一番多いのは肩の痛みです。そのようなワクチン接種後に肩関節障害が起こる肩関節障害を「SIRVA（シルバ）」と呼びます。

「シルバ」の症状として、ワクチン接種後数時間から48時間以内に肩関節の痛み、可動域制限、肩の違和感、筋力低下が出現します。診断にX線はあまり役に立たず、エコーやMRI検査で滑液包の浸出液や炎症を調べます。治療としてのゴールドスタンダードはなく、消炎鎮痛薬の服用や外用をしつつ、早期から可動域を改善する運動療法を始めます。痛みや炎症が強い初期の場合は、ステロイドの肩関節内注射が有効です。肩関節は可動域が大きいのですが、逆に何かあればすぐに拘縮してしまいます。滑液包の癒着や拘縮があれば、関節鏡による癒着剥離《はくり》が必要になることがあります。

また、ワクチン接種の際に筋肉に炎症が生じ、痛む場合も多々あります。痛みが強い急性期にはやや安静にするにしても、早期から痛み止めを使いながら肩を動かしていくことが大事です。

肩へのワクチン接種後の副反応③「神経障害」

ワクチン接種は肩に行うのが安全とはいえ、肩には神経も血管もあります。以前から、例えばB型肝炎ワクチン接種でも神経障害は時々起こっていました。有名なのは腕の外側《がいそく》・伸側《しんそく》を支配する橈骨《とうこつ》神経障害です。人の神経の走行部位には差があります。また、手を腰に当てる、そのまま肘を前に出すといった姿勢をすると、本来腕の後方を走行している橈骨神経が横に出てくる危険性があるため、ワクチン接種を受ける時には、腕も体の横にだらりと垂らした状態が安全です。

橈骨神経障害を生じると回復までに時間がかかることがあります。神経を元気にするビタミンB_{12}を服用しつつ痛みが強い急性期にはロキソプロフェン（ロキソニン）などの消炎鎮痛薬を使い、ビリビリなど神経痛が続く場合はプレガバリン（リリカ）・ミロガバリン（タリージェ）などの神経障害性疼痛治療薬を使います。そして手関節や指を伸ばす体操を行います。

肩で腕の付け根には腋窩《えきか》神経が腕の後方から外側・前方をぐるりとまわるように走行しています。肩の肩峰《けんぽう》という部分から約50ミリ下方で腕を取り巻くように走行するため、この部位での筋肉注射で腋窩神経障害を生じることがあります。ただ腋窩神経障害はしびれる部位も少なく、肩関節はほかの神経でも挙上できるので障害の程度は橈骨神経障害に比べ軽度です。

Physical pain consultation room

5

第5章

うまく使いたい薬や道具

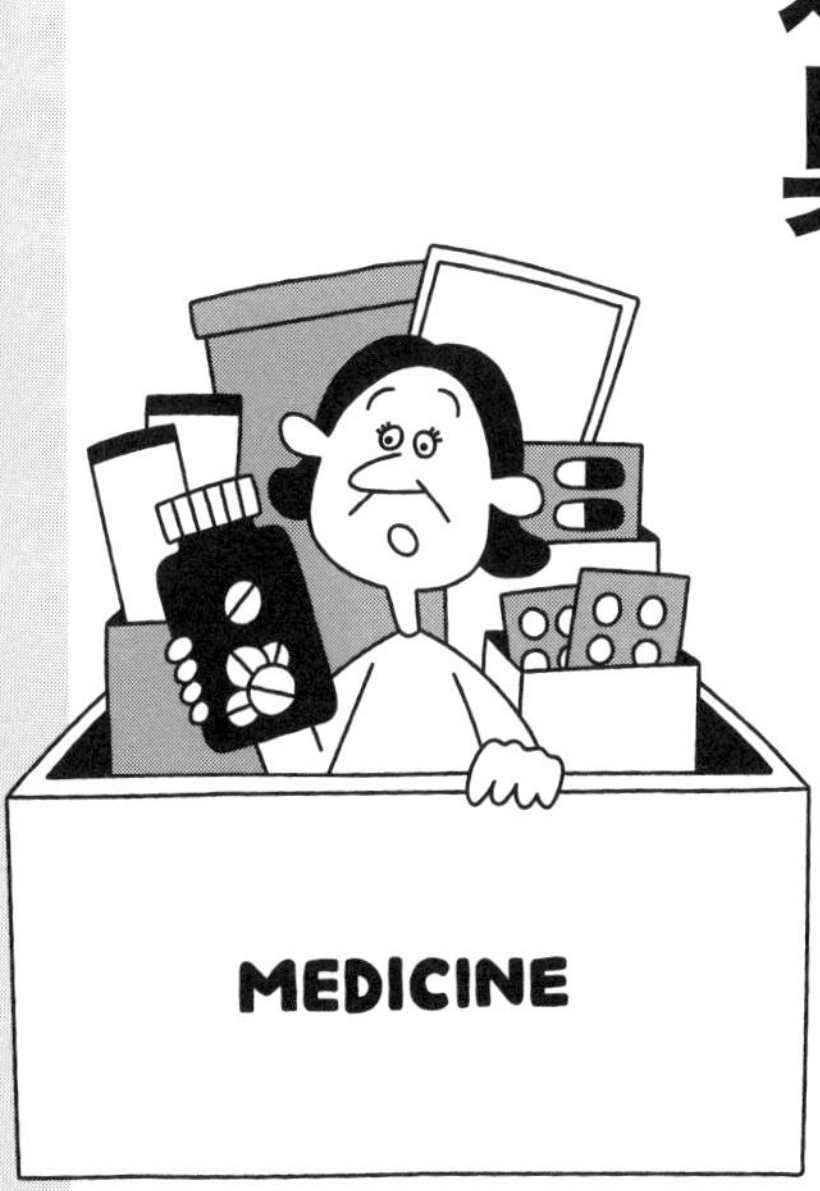

湿布でかぶれるのはなぜ？

湿布でかぶれるかどうかは、その人と湿布の相性によります。同じ湿布でも貼る部位によりかぶれたり、かぶれなかったりしますし、体調や貼る時間でも違いがあります。

1日1回貼るタイプの湿布は原則1日24時間、1日2回貼るタイプは原則12時間貼り続けます。ただし、湿布に含まれる消炎鎮痛薬は、5～8時間で相当量が皮膚から吸収されるため、少し早めに剥がして皮膚を休めるとかぶれが起こりにくくなります。

また、湿布の種類によっては、「光線過敏症」というアレルギー性のかぶれが生じる場合があります。これは消炎鎮痛薬の1つであるケトプロフェン、インドメタシン、フェルビナクが皮膚に残っている時、そこに紫外線が当たることで生じるかぶれです。湿布を剥がしてから4週間でもかぶれる恐れがあるので、注意が必要です。

光線過敏症は1万人に2～5人の割合で起こる症状なので、実際には生じない人が大多数です。とはいえ、長時間日光が当たる部位に湿布を貼る時は、かぶれにくい湿布を選ぶのがお勧めです。湿布を貼ったあとにかぶれやかゆみ、水疱《すいほう》が生じた場合は、湿布を処方してもらった医師に相談するか、皮膚科を受診してください。また、光線過敏症を起こす可能性もあるので、友達にもらうなど、医師や薬剤師に相談しないで貼るのはやめておきましょう。

冷湿布と温湿布の違い

昔は湿布といえば、水分を含み気化熱で冷やす分厚いパップ剤という湿布にメンソールで清涼感を感じるようにした「冷湿布」と、カプサイシンやトウガラシなどの効果で皮膚の血管を開いて温かくする「温湿布」しかありませんでした。これらの第一世代の湿布は炎症や痛みを抑える効果はとても少なかったのです。

しかし十数年前からは、経口用の強力な消炎鎮痛薬（ロキソプロフェンなど）が第二世代の湿布として使われるようになりました。これらは第一世代の湿布とはまったく異なる「消炎鎮痛湿布」で、炎症つまり痛みや腫れ、熱、発赤《ほっせき》を抑える効果があります。つまり、急性期にも慢性期にも使える便利で強力な湿布なのです。ただ、これらの消炎鎮痛薬は皮膚に浸透しても何も感じないので、メンソールを添加して清涼感を感じ、水分の気化熱で一瞬ヒヤッと感じる分厚い湿布が今も使われています。しかし、これらの湿布は患部を冷やすわけではありません。現在、皆さんが使っているほとんどの湿布が、この第二世代の消炎鎮痛湿布です。一方、温かく感じて消炎鎮痛効果がある第二世代の「温湿布」や「温感湿布」も販売されています。ただし、温湿布はかぶれやすいので、私は患者さんが希望しない限り処方していません。「痛み止め湿布」と説明しながら、「消炎鎮痛湿布」を多くの場合処方しています。

湿布の歴史

紀元前3000年の古代メソポタミアの粘土板に、病気に軟膏《なんこう》の外用薬を使用した記録があります。紀元前1600年頃には古代エジプトで膏薬や蜂蜜を骨折などの患部に塗布していました。紀元前800年頃にギリシャでは、スポーツ後の痛みや腫れに塗り薬や貼り薬が使われています。また、パップ剤やプラスター剤の「パップ」はギリシャ語で泥・泥状、プラスターは石膏を意味します。

日本で最古の薬物療法は『古事記』(712年)の「稲羽の素兎《しろうさぎ》」の中で、皮を剥がれた兎に大《お》国主神《くにぬしのかみ》が、ガマ(蒲)の花粉を体にまぶすようにと語る部分です。ガマの花粉には止血効果があるそうです。日本最古の医学書の『医心方《いしんぽう》』(984年)は、中国の東洋医学を取り入れて編纂されましたが、その中に血行促進効果のある「生地黄《しょうじおう》」を患部に巻きつける、という記述がありま す。1600年頃には刀などの傷に対して「金創膏《きんそうこう》」という現在でも一部で使われている膏薬が発展しました。抗菌、止血、鎮痛作用があるそうです。

その後、メンソールの匂いと貼った感触がすぐれた白色貼付剤《ちょうふざい》が昭和初期に開発され、以後テープ剤など湿布は日本で独自の進化を遂げています。ただ現在、日本以外では湿布はあまり使われておらず、海外では塗り薬やスプレータイプの外用薬が主流です。

湿布が原因に？「アスピリン喘息《ぜんそく》」

アスピリン喘息は、非ステロイド性抗炎症薬（NSAIDs：エヌセイズ）による喘息発作とも呼ばれ、アスピリンだけでなくロキソニンやボルタレンなど、ほとんどの消炎鎮痛薬で起こります。セレコックスなどの一部の消炎鎮痛薬やカロナールではほとんど起こりませんが、稀に起こり得るので注意が必要です。消炎鎮痛薬に対するアレルギーではなく、ある種の代謝障害で過敏反応が起こると考えられていますが、発症機序は完全には分かっていません。家族的な遺伝性はないとされ、小児喘息でも稀で、成人になって過敏性が生じてくるとされています。内服薬だけでなく、湿布や塗り薬でも起こります。消炎鎮痛薬使用後30分〜2時間で喘息発作が生じますが、医師も本人も消炎鎮痛薬が原因と気づかないことが約半数あるとされています。

また、成人になってから発症した喘息の約10％がアスピリン喘息だといわれています。成人になってから喘息を発症した方、鼻づまりなどの鼻炎症状の続く方、蓄膿症や鼻ポリープのある方もアスピリン喘息の危険性が高まります。喘息を発症したら、アスピリン喘息の可能性があるかないかを主治医によく聞いてください。「アスピリン喘息カード」を持っているとほかの医療機関を受診した時に役立ちます。

杖の効用

脚《あし》に捻挫や骨折などのケガをした時や脚をかばって歩く時には、杖や松葉杖などを使います。また、高齢になり歩行時にふらつく場合にも杖が役に立ちます。2本の脚で移動する人間の体は、4本以上の脚を持つ動物よりバランスが悪いのです。車がそのまま駐車できるのに対し、自転車やバイクはスタンドがなければ倒れてしまうのと同じことです。

高齢者で足がおぼつかない人には、「魔除け」の意味でも杖をお勧めしています。というのも、昔の日本では、道ですれ違う時には互いに道を譲ったものですが、最近は道を譲らない人が増えました。しかし、さすがにそのような人でも杖を持った人には道を譲ると思います。

杖には様々なタイプがありますが、高齢者の方には、地面につく部位が3~4つに分かれていて、安定性が高い杖をお勧めしています。脚のケガをした時に、日本では松葉杖が一般的ですが、欧米では上腕と手で支えるロフストランド杖を使う人をよく見かけます。普通の杖よりも安定しており、手を離しても倒れないので大変便利です。

私も杖が必要な患者さんには、ロフストランド杖を勧めることがあります。杖もロフストランド杖もネットで探せば、驚くほど安価で性能のよいものが手に入りますので必要な方は検討してください。

使い捨てカイロはどこに貼る？

使い捨てカイロは、安価で便利で冬には欠かせないものになっています。最近では海外から日本に来る旅行者も、お土産として大量に買っているようです。

腰痛で腰にカイロを貼るのをよく見かけます。腰痛は慢性のみならず、急性のいわゆるぎっくり腰でも冷やすよりも温めたほうが痛みが軽減します。手足は外気にさらされやすく血流が胴体より少ないため、体の中でも特に冷えやすくなります。もし手足が冷たく感じてカイロを貼るならば、どこに貼ればよいでしょうか？

手足は動く場所なので貼りにくいのと、カイロが皮膚に近くなりがちで、低温やけどの危険があります。そこで、お腹を温めれば、お腹の奥にある大動脈と下大静脈という大きな血管と、その中を流れる血液も温まり、それが手や足に巡るので手足が温められます。しかし、体温が極端に高くなると体の組織が傷むので注意が必要です。逆に高体温の人を冷やす場合は、寝た状態で手足の付け根に氷嚢《ひょうのう》を置いて胴体から手足に出る動脈を冷やすことがあります。普段、立ったり座ったりするため、手足の付け根にはカイロは貼りにくいので、お腹を温めるのが一番効果的です。腹巻きは先人の知恵だとつくづく思います。

胃が弱い人と鎮痛薬の関係

最近は、慢性の痛みに効果のある様々な鎮痛薬が使えるようになっていますが、急性の炎症やケガで関節や筋肉に腫れや熱感、発赤《ほっせき》のある場合に最も効果的なのは、やはりボルタレン、ロキソニンなどの非ステロイド性消炎鎮痛薬です。しかし、これらの鎮痛薬は、胃や十二指腸に潰瘍《かいよう》や炎症を起こす可能性があります。最近は、胃腸障害が少ない非ステロイド性消炎鎮痛薬セレコックスなども開発されていますが、それでも胃腸障害の危険はつきまといます。

胃腸が弱い方に、私は坐薬を処方することがあります。坐薬は胃腸から吸収されないので、経口薬よりは安全だからです。とはいえ、坐薬も血中に入ることで多少の胃腸障害を引き起こすリスクがあります。胃腸が弱い場合は、湿布や塗り薬などの外用薬の使用や非ステロイド性鎮痛薬以外の鎮痛薬を組み合わせます。アセトアミノフェン（カロナールなど）は古くからあり胃に障害を起こしにくい鎮痛薬です。オピオイドといわれる麻薬性鎮痛薬（実際の麻薬とは異なる医療用）、神経が傷んだ神経障害性疼痛に効くプレガバリン（リリカ）やミロガバリン（タリージュ）、慢性腰痛や変形性関節症に効果のあるデュロキセチン（サインバルタなど）、胃腸障害がほとんどない薬剤も使えるようになっています。

胃が弱い人でも服用できる痛み止め

鎮痛薬にはそれぞれ特有の副作用のリスクがあるので、主治医とよく相談し痛みに応じた鎮痛薬を探す努力が必要です。ボルタレン、ロキソニン、セレコックス、イブなどの薬は非ステロイド性抗炎症薬といわれ、急性のケガや炎症に効果的ですが、胃潰瘍などの胃腸障害や腎機能障害を生じる可能性があり、胃の弱い方や高齢者の使い方には注意が必要です。

アセトアミノフェン系のカロナールは昔からある解熱鎮痛薬で、局所の炎症を抑える効果は少なく、痛みを脳で感じさせなくする薬です。胃腸障害が少ない代わりに鎮痛効果も少なかったのが、最近、処方できる量が増え、鎮痛薬として使うことが増えました。しかし、カロナールは肝機能障害がある方には要注意です。

欧米では非ステロイド性抗炎症薬の代わりに、医療用の麻薬の一種のオピオイドが近年よく使われています。これは脳や脊髄で痛みを感じさせなくする薬で、胃腸障害は少ないのですが、乱用の危険があり、最近、米国では問題になりつつあります。

そのほか、神経障害性疼痛治療薬としてプレガバリンやミロガバリン、慢性腰痛や変形性膝関節症に対してデュロキセチン（サインバルタなど）という薬があります。局所で効くのではなく、脊髄で痛みを抑える効果を持ち、胃潰瘍などの胃腸障害もほとんどありません。

サプリメントは膝に効く？

グルコサミンやコンドロイチン、ヒアルロン酸といった、膝などの関節に対するサプリメントのCMが増えています。それに頼る方も多いのではないでしょうか。私も患者さんから「（サプリメントは）本当に効果があるのですか？」と聞かれることも少なくありません。

これらのサプリメントは、もともと関節軟骨や関節液の成分で、タンパク質の構成成分であるアミノ酸よりもはるかに大きな高分子でできています。そのため、服用後に腸から吸収して血液で運ぶために、まずは小さな分子であるアミノ酸に分解されます。その後、アミノ酸として腸から血液に吸収され、細胞や器官に運ばれて大きな高分子に再構築されます。

この時、どの食べ物が由来なのか、どのサプリメント由来のアミノ酸なのかは関係ありません。すなわち、「摂取したサプリメントに含まれる軟骨成分」がそのまま関節まで運ばれ、軟骨をつくったり、修復したりするわけではないのです。

サプリに関する調査・研究は世界各国で行われていますが、多くは軟骨再生の効果には否定的な見解を示しています。「痛みに関しては効果がある」とする論文がごく少数あるだけです。とはいえ、「サプリには医学的な効果が完全にない」といい切っているわけではありません。私も亜鉛などを摂取していますが、さらなる明確な結論が待たれるところです。

ビタミンは摂りすぎに注意

生きるために必要な栄養素のうち、炭水化物・タンパク質・脂質以外の体内で作ることができない微量な有機化合物がビタミンです。人間のビタミンは水溶性と脂溶性があり、そこからさらに13種類（A、B群、C、D、E、K）に分類できます。

ビタミンが体に与える影響は種類によって異なります。例えば、みかんなどの柑橘類に多く含まれるビタミンCには酸化防止の作用があり、コラーゲンの生成にも役立つ一方、欠乏すると出血が止まらなくなり、壊血病になります。豚肉などに多く含まれるビタミンB_1はブドウ糖をエネルギーに変換する際に必要な栄養素で、不足すると心不全や多発神経炎などのリスクが高まります。このように、ビタミンは私たちの体になくてはならないものですが、だからといって必要以上にビタミンを摂取すれば元気になるかといえば、そういうわけでもありません。例えば、ビタミンCの過剰摂取は尿路結石の副作用を引き起こします。

ビタミンは健康によくて副作用がないと思い、健康への不安から過剰に摂取する人がいます。しかし、尿から排泄される水溶性ビタミン（B群、C）に対し、A、D、E、K（「アデク」と覚えましょう）の脂溶性ビタミンは、過剰に摂取した分が肝臓などの脂肪に蓄積します。その結果、過剰症を引き起こす恐れがあるので、摂りすぎには十分気をつけましょう。

他人の薬を飲むのは×

病院で処方されている薬がよく効いたからといって、「お裾分け」をする人がいますが、これは絶対にNGです。医師はそれぞれの患者さんを診断し、病状に合わせ、体調や体重、アレルギーや糖尿病などがあるかどうかなども考えて治療薬を処方するからです。患者さんの家族や友人が飲むことを想定して処方していないので、違う人の薬をもらって服用する行為は、副作用などのリスクを伴います。胃腸薬ぐらいなら、どの人が使っても大きな問題はないかもしれませんが、薬の多くは投与回数や量に医師のさじ加減が加わっています。そのため、薬をもらう時は自分で病院を受診し、医師の診断を受けるようにします。

湿布についても同じで、家族や友人からもらった湿布を貼るのも控えるべきです。ケトプロフエンという薬剤が入った湿布を貼っている時に光線過敏症（光を浴びることで皮膚に赤みやかゆみが出る病気）のアレルギーが起こる場合が稀にありますが、自分にアレルギーがあることを知らないまま貼り、光線過敏症を発症させる人もいるので、注意が必要です。

医師から処方される薬の代金は、その人の健康保険のおかげで国や自治体から補填されます。そういった点からも、すべての人は自身の保険証を使って、治療や投薬を受けるべきなのです。保険によって個人に処方された湿布の横流しも、控えなければなりません。

薬の副作用を怖れすぎない

副作用は、ほぼすべての薬に薬効とともにあり、よく効く薬ほど副作用が強い傾向にあります。とはいえ、副作用を怖れすぎて悪い症状を放っておくのはよくありません。仮に薬が効く確率と副作用で死ぬ確率が五分五分なら、私も薬を使わない方法を選ぶと思います。しかし、治る確率が90%、副作用で苦しむ確率が0・01%なら、私は前者を選択します。

薬剤というのは、動物実験をして、健康なボランティアに実験的投与を行い、患者さんに慎重に投与して、膨大なデータを集めて安全性と効果が確認されて初めて認可されます。現在の薬は副作用が起こる確率がとても小さくなっているので、まずは病気を治すことを優先すべきだと、私は考えています。

私は50歳の時に脳梗塞を患い、その後毎日欠かさず、血液をサラサラにするプラビックスと降圧薬のブロプレスを飲んでいます。副作用で脳出血を起こす恐れはありますが、それよりも飲み忘れて脳梗塞を再発させるほうが怖いので、1日たりとも欠かさず飲んでいます。

よく効く薬には副作用にも気をつける必要があります。しかし、「虎穴に入らずんば虎児を得ず」というように、私は飲む必要があると判断したら、虎穴に入る覚悟で服用するようにしています。

副反応時に処方される「カロナール」はどのような薬？

新型コロナウイルス感染症のワクチン接種後に生じる発熱や痛みに対し使われる「カロナール」とは商品名で、アセトアミノフェンという薬剤です。1893年にドイツで最初に臨床で使用され、今まで長らく使われている薬なので、副作用が少ないといえます。未だに鎮痛作用の機序ははっきりしていませんが、大脳で痛みを感じる閾値《いきち》を高める、つまり痛みを感じにくくするとされています。ロキソニンやボルタレンなどの非ステロイド系消炎鎮痛薬と比較して、局所の抗炎症作用はまったくなく、鎮痛効果は弱いですが、消化管障害や腎障害、喘息《ぜんそく》誘発といった副作用のリスクが低く、高齢者や小児の痛み止めの第一選択薬になっています。

ただし、過剰に摂ると肝臓障害を起こす恐れがあります。また一般的な風邪薬など、様々な薬に配合されているので、飲み合わせに気をつけて用います。そして、長期投与者や高齢者、アルコール多飲者には1日の量を制限して使います。副作用の少ないアセトアミノフェンでもアレルギーや稀に胃腸障害も起こし得るので、服用して何か異常があればすぐに中止し、医師か薬剤師に相談してください。

予防的にアセトアミノフェンなどを服用する必要はありません。発熱したら、水分を摂取しつつ服用するようにしましょう。

Physical pain consultation room

6

第６章

病気について知っておこう

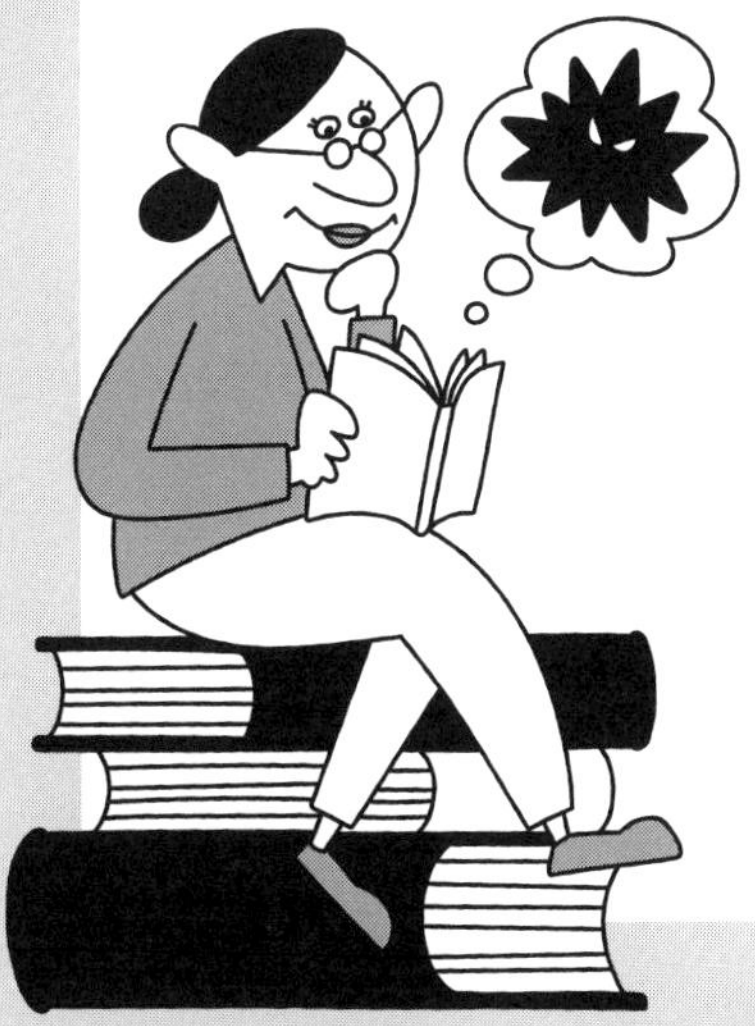

「痛み」と「しびれ」の違い

痛みとしびれは、区別して考えたほうがよいと思います。

「痛み」には、炎症やケガが原因で起こる侵害受容性疼痛、神経が傷ついて起こる神経障害性疼痛、脳が痛みを過剰に感じてしまう痛覚変調性疼痛などがあります。これに対し「しびれ」は、「ビリビリする」「ピリピリする」「ジーンとする」「鈍い感じがする」といった感覚を指し、脳・脊髄・末梢神経の障害や、血行障害、糖尿病、心因性などが原因です。

痛みに対しては、原因を軽減するとともに、例えば腰痛なら体操、心因性なら心療内科との連携などをしつつ、鎮痛薬を用いて治療するのが一般的です。一方、しびれについても、血行障害が原因であれば血行を改善するというように、原因が分かればその治療を行います。

しびれは痛みと違って、症状そのものを抑える薬は従来ほとんどありませんでしたが、近年開発された、神経が傷ついて起こる神経障害性疼痛の治療薬であるプレガバリン（リリカ）やミロガバリン（タリージェ）が、しびれに対して多少効果があります。ただし、しびれは痛みと違ってなかなか簡単には治ってくれません。腰の手術をして脚の痛みが消えても、しびれが残ることもしばしばです。原因がはっきりしない場合や、さほど大きな問題がない時は、しびれに慣れていくことも必要になってきます。しびれと仲良く付き合う感じです。

痛みには閾値《いきち》というものがある

閾値とは、あるレベルを超えると痛みなどの感覚を感じる、そのレベルを切ると感じないという「敷居《しきい》」を意味します。広い意味では例えば、風邪の場合ウイルスが体内に入り込んで徐々に増えますが、最初のうちは何も感じません。ある時から、くしゃみをしたり寒気がしたりして、初めて風邪を引いたかなと感じるようになります。痛みも同じで、初めのうちのごく小さな痛みは感じず、痛みが徐々に大きくなり、そのある時に初めて痛みを意識します。逆に痛みが治っていく場合でも同じです。痛みが、あるレベルより小さくなると感じなくなります。

鎮痛薬を服用してもなかなか痛みが取れないことがありますが、痛みは徐々に軽くなっていって、ある時にようやく痛みが治まります。しかし痛みの原因は、その瞬間にゼロになったわけではなく、徐々に消えていくのです。例えば、船のタイタニック号が真っ逆さまに沈むシーンを想像してください。沈んでいく巨船は徐々に船体が海にのみ込まれていき、船尾が海面から消えた瞬間に海の上には船は見えなくなります。残された渦もいずれ何事もなかったように水面は平静になりますが、タイタニック号は海底へ向かってどんどん沈んでいるはずです。

鎮痛薬を服用しても痛みが軽くならない時、もう少し我慢すれば閾値を越え、痛みを感じなくなると希望を持つことも大切です。

痛みの「急性」と「慢性」の違い

痛みの「急性」と「慢性」の違いにはっきりした定義はありません。ただ、腰痛に関しては発症して4週以内を急性、3ヵ月以上続く場合を慢性と定義しています。腰痛以外の痛みでも同じように考えればよいと思います。

急性と慢性の痛みでは、原因も対処法もかなり異なります。急性の場合は、局所のケガや炎症が原因であることが多く、痛みに応じて消炎鎮痛薬の飲み薬や湿布、坐薬、注射などで早く治ることがしばしばです。慢性の痛みは、急性の炎症が既に治まっているのに、神経が傷ついて痛みを感じ続ける神経障害性疼痛や疲労、血行障害、運動不足、仕事内容への不満、周囲との軋轢《あつれき》や家族の心配事などのストレス、心因性など様々な原因があります。しかも、それらが複雑に絡み合っているため急性のように簡単な方法では改善しにくいのです。炎症が既にないのに痛みが続く状態で、ロキソニンやボルタレンでは痛みが取れないのです。

1つ1つ原因を取り除くことが大事で、体操やウォーキングなどの軽い運動が効果的です。鎮痛薬も慢性疼痛に効果のあるものがいくつも使えるので、それらを組み合わせます。仕事や家庭内の問題などストレスがあれば、産業医や心療内科に相談しましょう。

朝起きた時や動き始めが痛い理由

関節や筋肉は、動かして使うため運動器と呼ばれる組織です。そのため、しばらくじっとしていると、関節や筋肉の動かし始めにギシッと痛みを生じやすくなります。腰や膝が朝起きがけに痛いのも、車やバス、電車などに長時間座り、降りる時に痛いのもこのためです。そのため、朝目覚めたら布団の中で背伸びや腰を軽くひねり少しでも体を動かしてから起き上がるクセをつけましょう。狭いスペースに長時間座っている時も、関節や筋肉をほんのわずかでも動かすようにします。これは、寒い冬の朝に自動車を動かす時の状況と似ています。冷えているエンジンにいきなりアクセルをふかすと、滑らかにはまわらずエンジンを傷める危険性があるので、暖機運転、アイドリングが必要になります。暖まればアクセルをぶんぶんふかせます。

寝ている時にも脳が一定の時間間隔で活動し、寝返りを打つことにより体をほぐしていますが、年齢とともに脳の活動性が低下して寝返りを打つことが少なくなり、朝起きがけに腰痛や膝痛をきたすことがあります。夜、尿意を感じてトイレに行く時に痛むのも同じです。

デスクワークなら、時々席を立って軽いストレッチ体操をする、車の運転中なら、長い信号待ちの時などに少しでも腰を前後左右に動かす。そのような心がけが大切です。

痛風とは、どのような病気？

肉や魚の内臓やビールなどに特に多く含まれるプリン体は、人間の体内で尿酸に代謝されて尿と一緒に排泄されます。しかし、体内に尿酸が蓄積されると結晶が沈着し、関節の激しい痛みや腎機能障害などを引き起こします。これが「痛風」で、昔は男性に多い病気でしたが、最近は中年以降の女性にもみられます。痛みがあれば痛風で、痛みがなく血中の尿酸値が高い状態が高尿酸血症です。痛風は風に触れても痛いような激痛が多いのですが、マイルドな痛みの場合もあります。足の親指の付け根に激痛や発赤《ほっせき》、腫れが突如生じることが多いのですが、足関節やアキレス腱、膝といったほかの部位で発作が起こることもよくあります。

痛風は明治時代以前の日本にはなかった病気ですが、食事の西洋化により飲酒や動物性タンパク質の摂取が増加し、徐々に増えてきました。あくまで暴飲暴食を控え、適度な運動と血中の尿酸値を高めないことが重要です。以前は肉食の制限が予防の基本でしたが、現在は肉からの直接の尿酸の生成は少ないことが分かっており、各品目をまんべんなく摂取するのがよいとされています。高尿酸血症を長期間放置すると、腎臓に尿酸結晶が沈着して腎不全を起こしてしまいます。最近は尿酸を低下させて副作用も少ない薬剤も使えるようになっています。尿酸値を定期的に検査し、しっかりとコントロールすることを心がけましょう。

偽痛風とは、どのような病気？

偽痛風は、痛風と同じように関節に激烈な痛みが生じ腫れる病気ですが、その原因はまったく異なります。痛風は中年男性に多く、体質や偏食などで血中の尿酸という物質が多くなり、尿酸ナトリウムという結晶を体のどこかに排出する時に痛みや腫れが生じる病気です。対して偽痛風は、高齢になるほど発症しやすくなり、男女差はありません。軟骨や半月板にピロリン酸カルシウムという物質が溜まり、何かのきっかけで関節内に出た時に激烈な痛みと腫れを生じます。

痛風よりは大きな関節、特に膝関節に多く、手関節、肩関節、股関節などに発症します。首が突然痛くなって動かない時に、第1頸椎と第2頸椎の間にピロリン酸カルシウム結晶が溜まっていることがあり、この場合はなかなか診断がつきません。全身の発熱は少なく、X線検査で関節内の半月板などに石灰化陰影があり、濁った関節液の顕微鏡検査でピロリン酸カルシウム結晶が見つかれば、診断がつきます。痛風と違って全身性の病気ではなく、決まった治療薬はありません。関節液の穿刺《せんし》や消炎鎮痛薬を服用することで、数日でよくなります。中には両側同時に関節炎を生じたり、何度も同じあるいは違った関節に偽痛風の発作を起こすこともあります。繰り返す場合は少量のステロイドホルモンを短期間内服すると治まります。

炎症とはどのような状態？

炎症は、「痛み」「腫れ」「発赤《ほっせき》」「発熱」の４つの要素を含む状態のことをいいます。痛みも厳密にいえば、炎症という状態の一部なのです。痛みを鎮めるには消炎鎮痛薬を用いますが、その字が示す通り、炎症を消して痛みを鎮めていきます。

炎症があることは、痛みや腫れ、赤みや熱感が体のどこかにあるということになります。ただし、「腫れ」はあるけど「痛み」はないなど、炎症発生時に４つの要素が必ず同時発生するわけではありません。また、炎症が起こる原因も様々です。例えば、扁桃腺炎や結膜炎なら細菌やウイルス感染が原因と考えられますし、リウマチ性関節炎なら免疫の異常が原因です。五十肩（肩関節周囲炎）は、肩の使いすぎが原因だったりします。足関節を捻挫して靭帯を損傷した場合は内出血を起こし、まわりの組織が炎症を生じて腫れや熱感、痛みが出ます。

治療としては、まずはそれぞれの専門科で原因を除くことになりますが、リウマチ性関節炎のように、原因を簡単に取り除けない場合、関節リウマチの治療をしながら、経口あるいは外用薬などで消炎鎮痛薬を補助的に投与することになります。もっと一般的な急性の炎症の場合は、原因を除くことができなくても、「安静にする」「初期は軽く冷やす」「消炎鎮痛薬を経口や外用で使う」などの治療手段を組み合わせて炎症を鎮めると、それで治ってしまうことも多いです。

「関節痛・筋肉痛」と、「神経痛」の違い

首や腰や手足に痛みがある時に、原因は関節？ 筋肉？ それとも神経？ と疑問を持つことがあると思います。これは整形外科医が患者さんを診察し、正しい診断をつけるためにも必要な大切なことです。

「関節」や「筋肉」は、動かして使うものです。この関節や筋肉に問題があれば、まず動かし始めや動かしている時に痛みを生じます。痛みの原因は様々で、高度の炎症やケガが原因ならば安静にしていても痛むことがありますが、高度でなければ安静時には痛みが減り、動かすと痛みが増えます。

これに対し「神経」は、動かして使うものではありません。神経は脳からの命令を筋肉に伝えて動かし、逆に痛みなどを脳に伝える電線のような役目を担っています。神経に問題がある場合は、動かせば痛みは強くなりますが、じっとしていても痛みやしびれを感じるのが特徴です。原則としては「関節・筋肉は動かし始め、動く時に痛む」、「神経はじっとしている時に痛む」と覚えてください。なお、がんや内臓疾患は、じっとしている時に痛みを感じるのが特徴です。例えば腰痛の場合、就寝時にじっとしていても、しんしん、しくしくと痛む場合はがんや内臓疾患の疑いがあります。

神経痛はどのような病気?

神経痛は原因も症状も部位も様々で、その症状も「痛い」「しびれる」「冷たい」「熱い」「水が流れている感じがする」「ぶ厚い靴下を履いた感じ」など、人によって色々です。

神経痛は、①炎症やケガが原因で起こるもの②神経そのものが傷んでいる神経傷害性といわれるもの③最近では痛覚変調性疼痛といわれる原因不明・心因性の3つに分類され、原因がはっきりしている場合もあれば、まったく分からないこともあります。かつて、神経痛は炎症性として、ロキソニンやボルタレンといった非ステロイド系消炎鎮痛薬が用いられてきました。しかし、これらの薬剤では痛みが取れなかったり、神経そのものが傷ついたり、変性したりして痛みを出すことが分かってきました。こうした場合は、神経障害性の痛みに専門的な効果がある薬「プレガバリン」「ミロガバリン」や、抗うつ剤が選ばれるようになってきています。

また、神経痛に限らず、原因が分からない痛みに対しては、温めたり心療内科的な薬を服用したり、痛みを受け入れながら運動療法を行う「認知行動療法」などが行われています。

神経痛を取り巻く環境は、この10年で劇的に変化しています。私も今は患者さんの痛みの種類を見極め、それぞれに適した薬剤や治療を組み合わせて処方するようにしています。医師から対処法をよく聞き、自分に適した治療を心がけましょう。

神経痛は死ぬまで治らない？

神経痛の種類は「ケガや炎症が原因の痛み」「神経そのものが傷ついている神経障害性の痛み」「心因性や原因不明の痛み」に分類され、それらが混合した痛みもあります。手のひらの小指以外がしびれる手根管症候群《しゅこんかんしょうこうぐん》や坐骨《ざこつ》神経痛の初期は、炎症による神経痛と考えられます。そのため、ロキソニンやボルタレンなどの非ステロイド系消炎鎮痛薬が有効です。さらに、神経を元気にするビタミンB_{12}や、神経痛の薬であるプレガバリンやミロガバリンなどを加えます。手首や腰の酷使を控えるのも大事です。ただし、手指や足の筋力が低下した場合は、手術の時期が遅れると筋力の回復がそれだけ遅くなるので、整形外科医によく相談しましょう。

一方、神経そのものが変性して傷ついた神経障害性疼痛である帯状疱疹《たいじょうほうしん》後神経痛や糖尿病性神経障害、あるいは先ほどの手根管症候群や坐骨神経痛を長期に患っている場合などは、従来の消炎鎮痛薬を使っても痛みが取れません。しかし、近年はプレガバリンやミロガバリンが使えるので、ずっと痛みと向き合わないといけないということはなくなってきています。プレガバリンやミロガバリンだけでなく、ほかの抗うつ剤や医療用麻薬系の薬剤などを組み合わせることもあります。薬剤は日々進化しているので、神経痛も治りやすくなっています。

神経痛によく効く薬

神経痛に対する薬は、炎症にはロキソニンやボルタレン、イブなどの消炎鎮痛薬が効きますが、神経が傷ついている時はほとんど効果がありませんでした。しかし、２０１０年にプレガバリン、２０１９年にミロガバリンが末梢神経障害性疼痛の治療薬として認可されたことで、神経痛の治療が進歩しました。プレガバリンやミロガバリンには炎症を抑える働きはありませんが、痛みを感じる信号が末梢神経から脊髄に入る場所で神経痛を抑えます。一方で、眠気やふらつき、めまいなどの副作用があります。添付文書では、プレガバリンは75ミリグラムを1日2錠から、ミロガバリンは5ミリグラムを1日2錠から、それぞれ徐々に増やすと説明されています。ただし、女性や高齢者がこの量から開始すると、めまいやふらつきが起きやすくなるため、プレガバリンなら最初は25ミリグラム1〜2錠から、ミロガバリンなら2・5ミリグラム錠1〜2錠から飲み始めて、慣れたら徐々に量を増やしましょう。

私の印象としては、プレガバリンやミロガバリンは一定の服用量を超えると突然鎮痛効果が出る感じがします。そのため、副作用のために効果のある量まで増やせずにやめている人が多いと想像しています。副作用に慣れながら上手に量を増やしていき、神経痛が治まり、ある程度すれば徐々に減らしていく。これらの薬を上手に使うために医師とよく相談してください。

頭部や腹部でも起こる打撲

打撲は「打ち身」とも呼ばれ、体が何かとぶつかった時に皮膚や皮下組織が損傷する状態です。内出血や腫れ、痛み、熱感などを伴いますが、頭部や胸部、腹部を打撲した時は、脳や内臓に損傷が及んでいないか、気をつける必要があります。

初期治療としては、血管が切れて内出血しているので、氷水の袋や冷たい水で濡らしたタオルで患部を冷やし、血管を締め内出血や腫れを抑えます。ただし、冷やしすぎると組織の血行が悪くなる凍傷を起こすので、10分間冷やして10~20分間は冷やさないことを数時間繰り返します。2~3日後から今度は温めて血行をよくし、組織の回復を促します。痛みや腫れが強ければ湿布や消炎鎮痛の塗り薬、経口薬を用いるのもお勧めです。

手足の場合でも、治りが遅い場合は奥の骨や関節、神経、筋肉に損傷がある可能性もあるので、専門の整形外科を受診してください。ひどい場合は3~4週間も痛みや腫れが続くことがあります。X線検査で明らかな骨折がなくても骨に損傷をきたす骨挫傷を起こしていることがあります。腱や筋肉を打撲した場合も強い力がかかる腱や筋肉が傷んでいるので治るまで数週間かかります。その場合はしばらくおとなしくしたあと、徐々に関節を屈伸する運動療法（リハビリ）をすることで、症状が改善していきます。

骨はしなやかさも大事

骨といえば、硬い石のようなイメージを持つ方が多いと思います。主にカルシウムとリン酸が結合した硬い組織ですが、骨には神経も血管も走っています。

骨細胞や骨を作る骨芽《こつが》細胞、骨を溶かす破骨《はこつ》細胞などが、骨の中で生きて活動しています。骨の中心部には骨髄という柔らかい組織があり、血液のもとになる細胞などが産生されます。さらに、体内のカルシウムやリンの濃度を一定に保つため、カルシウムやリンを血中へ放出したり、吸収したりするなど、骨はダイナミックに活動しています。

このように、人間の骨はほかの組織と同じように栄養をきちんと摂り、代謝しながら生きています。私も大病院で金属器具を用いて骨折を固定する手術をしていた頃は、「私が骨折を治すのではない。骨自身が修復し、癒合《ゆごう》して治っていくのだ」と自分にいい聞かせていました。

骨という組織は、骨や軟骨、皮膚、目など様々な組織に存在する弾力性としなやかさを持つコラーゲン線維が硬いアパタイトというリン酸カルシウムの中に張り巡らされ、骨はまるで鉄筋コンクリートのような構造になっています。骨は加齢により柔軟性が少なくなり、もろくなっていきます。カシウムの摂取を増やすなどして骨を硬くするのも大事ですが、適度に体を動かすなど、骨のしなやかさを保つための取り組みも心がけるべきです。

軟骨の役割とは？

関節軟骨は関節の向き合う骨の表面にあり、関節が滑らかに動けるように、さらに体重を受け止めるクッションの役目もする組織です。「軟らかい骨」と書きますが、骨とはまったく異なる組織です。この関節軟骨同士の摩擦係数は、アイススケート靴の刃と氷の間の摩擦係数より数十分の1と少なく、スケートよりもはるかによく滑ります。少しだけ存在する関節液が、この滑りのよさに関与していると考えられています。また、軟骨は柔らかいクッションの役目を果たしており、歩く時、走る時、飛び降りた時などに、骨や脊椎や頭に受ける衝撃をやさしく受け止め、吸収してくれます。

体の各組織の内部には血管が走り、酸素や栄養物質を供給していますが、軟骨の中には血管がありません。そのため、関節を包む関節包の内面の滑膜組織から、関節液に酸素や栄養物質がしみ出します。さらに、関節がポンプのように動き、関節液から関節軟骨に酸素や栄養物質がしみ込んでいきます。そのため、関節をギプスなどで長期固定するとポンプ作用ができなくなり、関節軟骨が萎縮してきます。関節軟骨にとっては適度な運動を行うのが大事なのです。ちなみに、椎間板ヘルニアで有名な脊椎骨の間にある椎間板も軟骨の一種です。また、骨折の治療の過程で「仮骨」という軟骨ができますが、関節の軟骨とは種類が異なります。

再生医療で軟骨はよみがえる？

人工多能性幹細胞（ｉＰＳ細胞）から網膜組織や脊髄損傷後の神経を再生する臨床研究が盛んになっていますが、実用化までにはまだ時間がかかりそうです。私が京都大学大学院で研究したテーマは、骨でない組織を骨にする「骨形成因子」というタンパク質についてでした。「骨がなかった部分に骨ができる」「注射器で骨形成因子を骨折の部位に注射すれば、骨折が早く治せる」といった期待を抱いて研究をしましたが、残念ながら私の夢は実現に至らず、開業医として今に至っています。

再生医療としてスポーツなどで損傷した膝関節軟骨を自分の関節から採取し、特殊な環境で培養して大きく育ててから、軟骨が欠損した関節に移植する「ジャック®」という自家培養軟骨は、２０１３年から保険適用になっています。ただ、これは若い人のケガで軟骨が欠損した場合にのみ全国で登録した病院だけで手術が行われています。多血小板血漿《たけっしょうばんけっしょう》（ＰＲＰ）療法という、自分の血液を採血して濃縮し関節などに注入する治療法が最近研究され、実際に色々な病院やクリニックで行われています。関節内の炎症を抑えて効果があるのではないかといわれていますが、軟骨を再生するという証拠がはっきりしていないため、私のクリニックではこの治療はしていません。新しい治療法を受けるかどうかはよく調べて考えたほうがよいと思います。

骨や関節の変形とは？

皆さんは、病院で骨や関節のX線検査を受けた時に、医師から「変形している」といわれたことはありませんか？　骨の変形は白髪や顔のシワが増えるといった老化現象と同じなので、必ずしも悪いわけではありません。とはいえ、関節の骨や軟骨が変性・変形し、すり減ってくると痛みが生じたり、日常生活に機能障害をきたす変形性関節症になったりすることがあります。全身のどの関節でも起こりますが、体重がかかりやすい膝関節や力の集中する手指の先の第一関節などで特に多く生じます。女性のほうが発症しやすいのですが、なぜ変形性膝関節症が女性に多いのかは世界中でまだ分かっていません。私見ですが、女性は中年以降に体重が男性並みに増えるのに関節面が男性より小さいことが大きな原因と考えています。すり減った軟骨や変形した関節がもとに戻ることはありませんが、適切な治療をすれば大きな問題がないまま一生を過ごせます。日々のメンテナンスが大事です。

下肢の関節であれば、肥満の場合は体重を減らすのが一番です。ただし、変形があまりにひどくて消炎鎮痛薬やリハビリでも痛みが我慢できない時は、手術をしたほうがよいケースもあります。主治医の先生と、よく相談してください。

加齢で起こる骨・関節の変形

関節の軟骨や骨が加齢とともに変性・変形したり、すり減ったりして痛みや機能障害をきたす病気を「変形性関節症」といいます。特に原因がない場合と、過去の骨折や捻挫、感染などが原因の場合があります。全身のどの関節でも起こる可能性がありますが、体重がかかりやすい股関節や膝関節によく起こります。

すり減った軟骨や変形した関節はもとに戻りませんが、避けることができない自然の流れなので悲観的になる必要はありません。歯が抜けることや耳が遠くなることと同じだと考えください。差し歯や補聴器でカバーすればなんとかなるように、変形性関節症も適切な治療をすることで、ほとんどの場合、大きな問題もなく一生を過ごせます。

変形の1つの形として、骨棘《こつきょく》というトゲ状の骨があります。トゲといっても、神経や靭帯などを圧迫していなければ問題ありません。膝関節も、年齢とともに骨棘的な骨の変形が関節面の横に広がっていきます。膝関節は徐々に太くなっていきますが、これはほかの動物が4本以上の足で体重を分散して支えているのに対し、人間は2つの膝関節に全体重がかかっているからです。関節を太くすることで、体重の圧力の負担を軽くしているのだと考えれば、骨棘も必要以上に怖れる必要はありません。

変形性関節症の治し方

加齢とともに関節の軟骨や骨が変性・変形したり、すり減ったりすることで、痛みや機能障害をきたす病気「変形性関節症」は、全身のどの関節でも起こりますが、体重がかかりやすい股関節や膝関節で生じるケースが多くみられます。指の第1関節に変形と痛みが生じる「ヘバーデン結節」も変形性関節症の一種で、特に女性の方の発症が増えています。

気になる変形性関節症の治し方ですが、残念ながら一度変形した関節がもとに戻ることはありません。しかし、これは年齢を重ねて老眼になったり、歯がすり減ったりするのと同じ現象なので、悲観しなくても大丈夫です。眼鏡をかけたり、歯の治療をしたりするように、変形性関節症も上手に付き合ってください。

変形性関節症の予防も治療も日々の心構えが大事です。例えば、下肢の関節であれば、ケガをしないことや肥満の方は体重を減らすのが大事です。ダイエットが難しければ、これ以上増えないようにします。関節は負荷をかけるとそれだけ摩耗するので、使いすぎないなど、上手に一生使えるようにしましょう。

それでも変形がひどく消炎鎮痛薬や装具などでも痛みが軽減しない時は、手術も選択肢に入ってきます。手術を行うかどうかは、整形外科の主治医とよく相談してから決めてください。

長引く咳でも起こる「疲労骨折」

硬い金属でも、負荷を繰り返すと金属疲労で折れてしまいます。骨も負荷が繰り返し加わることで骨折することがあり、これを「疲労骨折」といいます。脊椎の分離症も疲労骨折です。飛んだり走ったりするスポーツで脛骨《けいこつ》、腓骨《ひこつ》や足の中足骨《ちゅうそくこつ》に生じるケースもあります。また、長引く咳や、ゴルフの練習のしすぎで肋骨《ろっこつ》に疲労骨折を起こすこともあります。

疲労骨折はポキッと折れるのではないため、最初のX線検査でははっきり分からず、2〜4週間後に骨折線が現れ、そのあとに紡錘形の仮骨形成がみられることがほとんどです。治療の原則は、原因を除くことです。咳が原因ならなるべく早く専門医に受診し咳を止めますが、スポーツの場合、特にハイレベルの選手は、中断する判断が難しい場合があります。私が勤務医時代に経験したことですが、甲子園球場で行われている全国高校野球大会に出場中の選手が、すねの痛みで来院しました。X線検査で疲労骨折が見つかりましたが、彼は主将で3番打者というチームの要だったので付き添いの監督と選手と3人で悩み、最終的には翌日の試合への出場を決断しました。一線級のスポーツ選手の治療が難しいことを実感しました。

疲労骨折は部位やタイプにより難治性の場合があるので、スポーツを休止するかなどは整形外科医とよく相談してください。

骨折は治ったのに、なぜ痛む？

外来で骨折の患者さんを治療しますが、骨折後2～3ヵ月経過してX線検査で骨折が癒合《ゆごう》していても、まだ痛みが残っていることがしばしばあります。「X線検査では、手首の骨はよくついていますよ」「でも、手首がまだ痛むのですが…」。「腰の骨折は治っていますね」「でも、まだ動かすと腰が痛みます…」。私と患者さんのこのような会話がよくあります。

ギプス固定や手術によって、骨や骨折によって傷ついた周囲の筋肉、靱帯は癒合していきますが、靱帯や筋肉、そして骨折のそばの関節は固定したため固くなっており、骨折がある程度治ったら、適切な頃から筋肉や靱帯、関節を動かすリハビリが大事になります。曲げ伸ばしや伸び縮みさせて柔軟でしなやかにしていく必要があります。

骨折はまず骨が治り、周囲の筋肉や靱帯や関節は、さらに運動リハビリをして治っていきます。野球の松井秀喜選手が、ヤンキース時代に手首の骨折をしたことがありました。2006年5月11日に左手首を骨折し、翌日ピンを入れる手術を受けて9月に野球に復帰しました。9月の新聞記事に、「骨折は完全に癒合しているが、まわりの靱帯や筋肉がまだ完全ではないので手首が痛む」と解説してあり、この記事を書いた人はよく分かった人だなと感心した覚えがあります。

骨折は治ったのに、腫れているのはなぜ？

骨折すると、折れた骨の隙間や周囲に内出血してかなり腫れます。骨の内部にある骨髄や血液には軟骨や骨になる細胞の基があり、それらが活性化して軟骨になり、軟骨が硬い骨に置き換わって骨折が治癒していきます。軟骨細胞は骨細胞よりボリュームがあり早くできるので、まず骨折部に軟骨組織が盛り上がって骨折を仮固定します。骨折の隙間だけでなく周囲にも軟骨が盛り上がり、紡錘状に盛り上がることで柔らかい軟骨でも力学的に多少強度が保てるのです。次に軟骨細胞が死んでいき、その代わりに骨組織ができてきますが、まだ柔らかい骨です。そのため、強度を保つためにもとの骨の形より太いままです。さらに運動や荷重を加えると、柔らかい骨がもとの硬くてしなやかな骨に変化します。そうして徐々にもとの太さや大きさに戻っていきます。

このようにして骨折が治る期間は骨折の部位や種類により様々ですが、1～6カ月ほどかかることもしばしばです。骨折がズレて太く見える時は別として、通常は数カ月以上かけて徐々にもとの太さに細くなっていくと理解してください。内出血してできた血腫《けっしゅ》（頭にできるたんこぶも血腫）も徐々に小さくなります。私は足関節や足の骨折の場合は半年以上、靴のサイズが合わないですよと患者さんに説明しています。

骨粗しょう症はなぜ起こる？

骨粗しょう症は骨のカルシウムが少なくなり、骨折しやすくなる病気です。国内には約1300万人の患者がいると推測されており、高齢になるほど骨を作る機能が低下し、発症しやすくなります。骨折は転倒や軽徴な動作、咳やくしゃみでも起き、寝たきりの原因の4位になっています。また、女性ホルモンにはカルシウムを維持する働きがあり、閉経後や50歳を超える頃から女性は急速に骨が弱くなり骨粗しょう症になりやすいので、定期的に骨密度を測り、自分の状態をこまめにチェックしましょう。ほかにも、腸管からのカルシウムの吸収を助けるビタミンDの不足や運動不足、過度なダイエットなども骨粗しょう症の原因になります。健康寿命を延ばすには病気の予防が大事といわれていますが、重大な合併症である骨折を予防するためにも、骨粗しょう症を治療することは大切なのです。

骨粗しょう症の予防は、若い頃から骨を丈夫にしてカルシウムを貯めておくのがベストですが、中高年からでも適度な運動やカルシウムの多い食事を心がければ間に合います。また、骨粗しょう症と診断されたら、なるべく早く治療を始めるべきです。基本は運動と食事療法で、1日の合計で30～40分程度ウォーキングするのがお勧めです。

最近は様々な薬剤も使えるので整形外科や内科の医師に相談するのもよいでしょう。

背中の骨が曲がるのは、加齢による防御反応？

年齢を重ねると、人間の背中は曲がっていく傾向にあります。反対に反っていくことはほとんどありません。これは、骨粗しょう症が要因となって、脊椎の圧迫骨折が1カ所ないし数カ所に生じることや、椎間板の前方部分が縮んでいくことによって起こるものです。

脊椎、いわゆる背骨の中心には、脊柱管という空間が首からお尻まで上下に長く通じています。その中を通っているのが脊髄神経で、体を動かすのに重要な役割を果たしています。

年齢を重ねると脊柱管を囲む椎体の骨や靭帯、椎間板などが変形・肥厚し、脊柱管が徐々に狭くなっていきますが、脊柱管は前屈すると広くなります。つまり、背中が曲がるという現象は、加齢によって脊柱管が狭くなるのを避けようとする体の防御反応でもあるのです。

とはいえ、背中が曲がりすぎると上半身を後ろから支える脊柱起立筋が疲れて疲労性腰痛が起こりやすくなります。また、肺や胃などが圧迫されて肺活量が低下し、逆流性食道炎のリスクが高まります。その際は息切れや胸焼け、胃がつっかえるなどの症状が出ます。

こうした事態になるのを防ぐためにも毎日軽く背すじを伸ばす体操を心がけましょう。ただし、骨粗しょう症がある時に深く前へ曲げると、圧迫骨折が生じる恐れがあります。骨粗しょう症があるならば、その治療をぜひ受けて改善しましょう。

高齢での骨折には要注意

子どもの骨折が大人よりも早く治ることには、異論がないと思います。さらに、子どもの骨折は多少曲がってひっついていても、自家矯正力《じかきょうせいりょく》により数年後には分からないくらいまっすぐになるため、子どもの骨折で手術が必要になるのは特殊な場合だけです。子どもなら若ければ若いほど骨折が早く治りますが、成長期をすぎると、骨折の治癒期間に年齢の差は少なくなってきます。

腕の付け根の上腕骨頚部《じょうわんこつけいぶ》骨折を起こして来院した90歳の女性でも、上手に治療すれば案外早く骨がついて動くようになって治ります。しかし、やはり年齢とともに骨癒合は遅くなります。勤務医時代に多数の骨折手術を行ってきた経験では、若い人の骨はみずみずしく、弾力があり、骨を作る骨膜が分厚くて柔軟です。これに対し、高齢者の骨にはみずみずしさがなく、硬く、もろくて、骨膜も薄くてすぐに破れてしまいます。それを踏まえると、年齢とともに骨折の治癒期間も多少長くなっていくのも納得できます。

例えば、手首の骨折でギプス固定する時、骨折の種類や程度にもよりますが、一般的に若い人なら4～5週間、高齢者なら5～6週間のギプス固定をしています。さらに、高齢者は若い人よりも筋力や運動能力が劣るので、リハビリ期間も若い人に比べると長くなりがちです。こうした点からも、高齢者は骨折に対して十分気をつける必要があります。

特に高齢者は「圧迫骨折」に注意

転倒や咳やくしゃみなどの軽いケガで脊椎の圧迫骨折がよく起こります。また、骨粗しょう症が原因で知らない間に圧迫骨折が起こることがあり「いつの間にか骨折」とか「隠れ骨折」などといいます。高齢の方の背部痛や腰痛では必ずX線で検査を行いますが、X線検査をしても徐々に骨折が進むために、すぐには分からない場合があります。背中や腰の痛みが続く場合は、1～2週間後に再度X線検査を受けてください。痛い部位より数センチ上に骨折があることも多く、高齢者では胸椎と腰椎の両方のX線検査を受けるほうが無難です。

圧迫骨折の痛みは、強いこともあれば、ほとんど感じないこともあります。痛みが強い場合は、コルセットやギプスで固定します。また、骨粗しょう症があれば、その治療も同時に行います。脊椎の圧迫骨折を一度起こすと再び骨折を生じやすくなり、2回骨折を起こすと3回目の骨折がもっと起こりやすくなります。骨折の連鎖を止めることが大切で、最近では骨折の連鎖を止める強力な注射薬が3種類ほど保険適用になっています。

高齢の場合は、長く寝込むと筋力が急速に衰えて寝たきりになる危険があり、よほどの痛みでない限り痛くてもコルセットを着けたりして、できるだけ少しでも起きてゆっくりと普段通りの生活を送ることが大切です。寝込みすぎに注意してください。

骨粗しょう症は薬で治せる?

以前は老化現象として放置されることが多かった骨粗しょう症ですが、高齢化社会を迎え、背骨の圧迫骨折で日常生活に支障をきたしたり、大腿骨近位部《だいたいこつきんいぶ》骨折で手術が必要になったりするために「病気」として予防と治療が重要視されるようになりました。

治療としては、以前から骨の原料となるカルシウム製剤と腸管からカルシウムの吸収を促進するビタミンDが使われていました。現在でも栄養素としてのカルシウムとビタミンDは重要です。しかし、これらは骨折を予防する効果が少ないことが分かり、様々な薬剤が開発されてきました。現在の第1選択薬は、ビスフォスフォネートという薬です。骨は常に「作る」ことと、「溶ける」ことが繰り返されていますが、この薬は溶けることを強力に防ぐ働きがあります。経口薬から注射薬まで様々なタイプのビスフォスフォネート製剤があります。最近では一度骨粗しょう症による骨折を起こすと、さらに骨折の連鎖を生じさせることが分かってきました。このため骨を増やし2回目、3回目の骨折を強力に予防するテリボンやフォルテオという注射薬が数年前から使えるようになりました。イベニティという別のタイプの強力な注射薬もあります。薬は主治医と相談して、骨折、そして骨折の連鎖を予防しましょう。

「関節リウマチ」とはどのような病気？

免疫の異常によって手足の関節が腫れたり、痛んだりする「関節リウマチ」。手の指の先から2つ目にある第2関節と、指の付け根にある第3関節が腫れて痛むことが多いです。

加齢や使いすぎで生じる指の変形性関節症は、第1と第2関節で起こります。そのため、第2関節の腫れや痛みは関節リウマチか使いすぎ・加齢のどちらが原因か紛らわしいのですが、関節リウマチに詳しい医師が診断すれば、どちらが原因なのかは、ほぼ区別がつきます。

第2関節の変形性関節症は、「ブシャール結節」とも呼ばれ、40歳以上の女性に多い傾向があります。使いすぎも原因の1つなので、指に力を入れる作業を減らし、痛みが強い場合はテーピングで固定、湿布や塗り薬などの消炎鎮痛薬で炎症を抑えるなどして、さらなる変形のスピードを遅らせることができます。

一方、関節リウマチは薬剤を含めた治療が必要になります。昔は治療が難しい病気でしたが、有効な薬剤が開発されたことで治療環境は一変しています。とはいえ関節は一度変形するともとには戻らず、手術をしても完全ではないので、とにかく早期の発見と治療が大事です。第2関節に腫れがある時は、整形外科か内科のリウマチ専門医を受診し、正確な診断をしてもらいましょう。

関節リウマチは遺伝する？

日本に約70万人の患者さんがいるとされる関節リウマチは、体の多くの関節に炎症が発生し、腫れて痛む病気です。長期間進行すると、関節の変形や機能障害などが生じ、日常生活に支障をきたします。発症年齢は30〜50代が多く、女性患者が男性よりも3〜5倍多いとされます。関節リウマチが起こる詳しい原因は分かっていませんが、細菌やウイルスから守ってくれるはずの免疫機能に異常が生じ、自分の体の成分を外敵と勘違いして反応し、痛みや炎症を起こすと考えられています。最初は1つの関節に症状が現れることもあり、進行するにつれて関節を構成する軟骨や骨が壊れ、痛みや変形が起こります。関節リウマチを発症させる免疫機能の異常については、「遺伝的な要因が関係している」とする研究結果もあります。しかし、だからといって必ずしも家族内で遺伝するわけではありません。

一卵性双生児で遺伝子がまったく同じタイプの双子で、片方が関節リウマチになった時に、もう片方も関節リウマチになる確率が少しだけ高まるといわれているだけです。ですので、家族が関節リウマチを発症したからといって、不安に感じる必要はありません。

関節リウマチについては、全国各地に詳しい内科系と整形外科系の専門家がいます。どちらを受診しても大きな違いはないので、違和感を覚えたら、まずは受診してみましょう。

関節リウマチの治療法は？

関節リウマチによる関節の破壊は、発症から2年以内に急速に進行することが分かっています。一度破壊された軟骨や骨、関節はもとに戻せないので、早期の診断・治療が大事です。治療の基本は薬物療法ですが、近年、新しい薬剤が次々に開発され、治療法が劇的に進歩しています。中心になる薬剤として、メトトレキサートなどの抗リウマチ薬、さらに、高価ですがエンブレル（以下商品名）、レミケード、アクテムラなどの生物学的製剤（バイオ）やゼルヤンツ、オルミエントなどの分子標的型低分子化合物といわれる劇的に効果のある薬剤が使用可能になっています。広い意味でいえば、抗リウマチ薬に入るステロイドホルモンは短時間で効果が出ますが、長期使用による副作用のため、最近は使用量が減りつつあります。また、ロキソニンやボルタレンといった非ステロイド系消炎鎮痛薬は痛みや腫れを少なくしますが、リウマチそのものを治すわけではなく、胃潰瘍《いかいよう》や腎障害の副作用にも気をつけないといけません。

関節の変形が高度な場合などには人工関節などの手術療法が効果的です。そのほかの保存的治療として、リハビリや装具療法があります。安静にしたままだと関節が硬くなって動きにくくなってしまうので、1日1～2回程度、体の様々な関節を動かす必要があります。また、筋力が弱くなりがちなので、筋力維持のために体操やウォーキングも行いましょう。

原因不明の肩や関節の痛み「リウマチ性多発筋痛症」

「リウマチ性多発筋痛症」は、50歳以上、特に70歳代の女性に多く、両肩から頚部、股関節、殿部などに急性の痛みと、こわばりをきたす原因不明の病気です。肩や股関節の筋肉の間にあってクッションの役割を担う滑液包や腱鞘《けんしょう》という部分に炎症が生じます。関節リウマチとはまったく異なる病気です。リウマチ因子は陰性であり、赤沈（赤血球沈降速度）やCRP検査（炎症の検査）が高い数値を示します。最初は左右両方の肩関節周囲炎「五十肩」などと診断されることもあります。症状としては微熱や倦怠感、食欲不振などの症状を伴うことが多く、感染症や悪性腫瘍、側頭部が痛くなる巨細胞性動脈炎などとの鑑別が大切です。

ロキソニンやボルタレンなどの強力な消炎鎮痛薬でも痛みはあまり改善せず、ステロイドホルモンで劇的に症状が改善されることが特徴です。プレドニゾロン10～15ミリグラムを服用すると1週間ほどで劇的に痛みが軽減することで、この病気と診断がつくこともあります。ただ、感染症や糖尿病、緑内障などの方にはステロイド服用は危険なので、注意が必要です。まだこの病気を知らない医師も多く、知らなければ診断も治療も見当外れになってしまいます。

プレドニゾロンは徐々に減らしていきますが、再発もあるのでリウマチ科の医師かリウマチ系の病気に詳しい整形外科医と相談して治療を行ってください。

細菌が脊椎に感染する「感染性脊椎炎」

脊椎の前方の椎体に細菌感染が生じる病気です。その中で結核菌による感染は結核性脊椎炎（カリエス）、黄色ブドウ球菌や大腸菌などの一般細菌による感染は化膿性脊椎炎と呼ばれます。椎体内部はスポンジ状で、一度感染すると抗菌薬などが行き渡りにくく治りにくいです。膿《うみ》が脊髄神経を圧迫すると下半身麻痺を生じることや、菌血症で命に関わることもあります。

昔は結核性脊椎炎が多かったのですが、現在では結核性は激減しています。しかし、日本は先進国の中では中等度結核汚染国であり、まだまだ結核は侮れません。最近はがんや免疫疾患に対して抗がん剤や免疫抑制剤を使用することが増え、糖尿病も増えているため、化膿性脊椎炎が結核性脊椎炎より増えています。私が開業前に勤務していた神戸市立医療センター中央市民病院では、平成3～7年までで20人の化膿性脊椎炎と10人の結核性脊椎炎の患者さんがいました。

夜間就寝中にシクシク続く腰痛や背部痛で熱があればこの病気を疑いますが、結核性では微熱のことが多く、また化膿性でも弱毒菌で熱がさほど出ないこともあり診断が遅れがちです。

治療は安静が原則で、強力に抗菌薬や抗結核薬治療を行います。脊椎の破壊が大きい場合や膿が溜まっている場合は、手術が必要です。感染性脊椎炎は長引く背部痛や腰痛の時には、忘れてはいけない重要な病気です。

尾骨《びこつ》の痛み

尾骨は脊椎の一番下にあるしっぽの名残の骨で、一般には「尾てい骨」と呼ばれます。転倒して尻もちをついた時に尾骨の打撲や骨折を起こすことがよくあります。薄い骨なので骨折を生じやすく、高齢者で骨粗しょう症がある場合などは衝撃が上のほうの脊椎にひびいて、背中や腰の椎骨の骨折を生じる場合もあります。それゆえ、尻もちをついた患者さんを診察する時に、私は必ず「腰や背中は痛くありませんか？」と訊ねて、打腱器というゴムのハンマーで背中の真ん中を軽く叩いて背中や腰にも骨折がないかどうか検査するようにしています。

また、転倒しなくても椅子に座ることの多い現代では、尾骨は尻の中央の一番下にあり、少し飛び出しているので、炎症を起こしやすい場所です。長い時間椅子に座ると痛む、あるいはまっすぐ仰向けで寝ると尾骨が寝具に当たり痛むこともあります。体の中心は左右からの神経支配があるので痛みに敏感です。私は映画を見るのが好きで、中学生時代に2～3本立ての安い映画館によく行っていました。でも2本目の映画になると、じっと座っているので尾骨が痛くなり、3本目からは立って見ていました。特に痩せてお尻の筋肉や脂肪が薄い人は、座ると尾骨の部分が気になってイライラするようなことがあります。このような場合は長く同じ姿勢で座らないことが一番大切ですが、尾骨痛の対応法は次回にて。

尾骨痛の対処法

尻もちをついてケガをした時や、長い時間座っていたために炎症が生じて痛む、尾骨痛で来院される患者さんは少なくありません。

尻もちをついたケガの場合ならば、打撲でも骨折でもしばらくすれば必ず痛みが軽減して治っていきます。浅く座って腰を斜めにもたれると尾骨部分が当たって痛いので、やや前かがみ気味に深く座り、尾骨が当たらないように工夫します。

ケガもしていないのに、椅子に座っていると尾骨部分が気になり痛む場合は、ほぼ炎症が原因です。この場合は長く同じ姿勢で座り続けないようにします。

一度炎症が生じると悪循環になりやすいので、1時間に1度は立って背伸びをする、お茶を淹れてくる、トイレに行くなど、尾骨が連続して圧迫されないようにします。靴ずれや口内炎は炎症が治まってしまえば靴や歯が当たっても痛みを感じなくなります。尾骨に炎症がある場合も同じように、しばらく尾骨に圧力がかからないように工夫して、痛みが強ければ消炎鎮痛薬の塗り薬などを塗って炎症が治まるのを待ちましょう。中央に穴の開いた円座のクッションがありますが、これは周囲からの皮下の血行が悪くなって中央部分に栄養が届かないため、使わないほうが無難です。柔らかい座布団やクッションを敷くようにしましょう。

関節の水を抜くとクセになる？

結論からいえば、「関節の水（関節液）を抜くとクセになる」というのは迷信です。確かに、滑膜（関節の裏打ちをしている膜）に強い炎症があると、水を抜いてもすぐに溜まり、たびたび抜かないといけないことがあります。しかし、抜いたから水が溜まるわけではありません。関節に水が溜まるのは、関節炎や変形性関節症など、滑膜の炎症が強い時です。結膜炎（目の結膜に炎症が起こる病気）が治っていないと、涙を拭ってもまた涙が出てくるのと同じように、炎症が続いているから水が溜まり続けるのです。

関節液は、関節軟骨の表面で滑りをよくするとともに、軟骨に栄養や酸素をしみ込ませる大切な働きがある粘っこい液体です。正常でも毎日、滑膜からごく少量の関節液が関節内にしみ出し、吸収されて循環します。

中には「関節液が溜まっているから関節が痛む」という方もいますが、関節液そのものが痛みを生じるわけではありません。ですので、関節液をあまり悪者にしないでください。少量ならひとまず様子を見るだけでOKですが、あまり溜まると、歩きにくいことや、関節が緩むこともあるので、どうしても引かない時は整形外科を受診しましょう。

雨が降ると、なぜ関節が痛む？

気温や気圧、湿度の変化が大きい時は、関節に痛みが生じやすくなります。これは気象によって病気になったり、悪化したりする「気象病」の一種です。古くはギリシャ時代から研究されており、20世紀前半にはドイツやオーストリアでも盛んに研究が行われてきました。

季節の変わり目のような体が周囲の環境に順応しきれていない時期は、特に気象病が起こりやすくなります。関節痛のほかには肩こりやめまい、頭痛、腰痛といった症状があり、患者数は1000万人以上ともいわれています。実際には気温の変化よりも、気圧が下がり、湿度が上がる時、つまり低気圧が近づく時に一番痛みが強くなることが分かっています。逆にフェーン現象などで急に気温が上がる時にも、痛みやイライラが増えることもあります。

関節痛や神経痛にお悩みの方から、「冬になると、膝の関節や腰の痛みがキツくなりそうで怖い」といわれることがありますが、寒い地方の人に関節痛や神経痛が多いということはなく、気温の変化に体が順応するのが歳とともに遅くなるといえます。

また、気象病はストレスが原因で起きる場合もあります。そのため、季節の変わり目や天候が不安定な時は、なるべくストレスをためない生活を心がけましょう。

ケガをしていないのに関節などが痛む時の対処法

整形外科的な腰痛や膝関節痛、手足の痛みやしびれは、年齢を重ねるごとに多くなってきます。中には、特にケガをしていないのに手首が痛くなり、動かすとピリッと痛みが走って、自分ではまったく原因が思いつかなくて不安になる場合もありますが、痛みや腫れが1〜2日で自然に治まるようなら、まず問題はありません。痛みが強ければ、湿布やロキソニン、イブといった消炎鎮痛薬の外用薬や経口薬を服用し、しばらく様子を見てみましょう。薬を服用してから数日以内で痛みが治まるようなら、特に問題はありません。しかし、痛みが1〜2週間も続き、しかも徐々に強くなっている時は、受診したほうがよいです。また、痛みが強くならなくても、1〜2ヵ月以上にわたって同じ箇所に痛みや腫れが続く場合や、痛みのせいで仕事や日常生活に支障がある場合も、整形外科を受診して診察と診断を受けたほうが安心です。

痛みや病気の対応は人それぞれで、すぐに病院やクリニックを受診する人もいれば、なるべく自分だけで解決しようとする人もいますが、「なぜ痛みが続くのかな?」とか「悪い病気ではないだろうか?」などと不安や心配を抱え込むと、ストレスやうつになる恐れがあるので気をつけてください。医師の診断を受け、たいしたことがないといわれただけでも痛みが減り、心が安らぐこともあります。くれぐれも無理をしすぎないようにしましょう。

インフルエンザで関節が痛む謎

インフルエンザなどのウイルス感染症にかかると、通常の風邪の症状に加え、高熱や頭痛、筋肉痛、関節痛、全身の倦怠感などの症状が出てきます。しかし、関節痛が生じる原因に関しては、現在の医学でも解明されていません。私は疑問に思ったことで興味があることは調べるようにしていますが、整形外科に関することで、調べても原因がまったく解明できなかったのは現段階でこの一点だけです。また、整形外科医でこの疑問に対して明確な答えを出すことができた人は、私の知る限りでは見当たりません。それだけ「インフルエンザにかかった時に感じる関節の痛み」は謎に包まれているのです。

膠原病《こうげんびょう》専門の大学教授に質問しても、この件に関しては首をかしげていました。感染症が専門の大学教授に聞いても、やはり不明とのことです。私はその分野に詳しくはありませんが、ウイルスが間違って関節と反応しているか、あるいはサイトカイン（免疫に関わるタンパク質）が出現して関節に炎症を起こしているのではないかと想像しています。

ちなみに、インフルエンザでは筋肉痛も同時に起こりますが、これに関しても明確な答えは導き出されていません。一説によると、筋肉が微細に動いて高熱を逃しているから生じているのではないかともいわれています。

筋肉痛の原因と改善法

600以上ある人間の筋肉は、筋肉の使いすぎや疲労、血行障害、感染、多発筋炎や皮膚筋炎といった膠原病《こうげんびょう》など、様々な原因で痛みが起きたり、腫れたりする「筋炎」を生じます。筋肉の痛みはだるい感じから激痛まで様々で、すぐに治る場合もあれば、数カ月以上かかることもあります。寝起きなど動かし始めが痛い時もあれば、動いている間に痛みが強くなってくることもあります。日常生活にも支障が出るので、しばらくじっと休んだあと動く場合には、急に動かさず、少しずつ動かし、ストレッチなどをしてから動くクセをつけましょう。

筋炎の治療をする時は、原因がある場合は最初にそれを取り除くなど、炎症を抑えることが大事です。とはいえ、その原因が仕事やスポーツにあると、止めるのは困難です。痛みや炎症に応じて仕事やスポーツを少しペースダウンし、痛みや炎症が治まれば少しずつ動かす量を増やしていきます。ただし、痛みや炎症が強い時は多少の安静も必要です。場合によっては痛み止めの薬を飲んだり、湿布を貼ったり、塗り薬を塗ることもあります。さらに痛みがひどい時は、ステロイドホルモンの局所注射（トリガーポイント注射）を併用する必要もあります。治療の仕上げには、筋肉の曲げ伸ばし体操を、ゆっくり行います。筋炎は様々な原因で起こるので、痛みが数週間長引くようであれば、整形外科を受診しましょう。

腱鞘炎《けんしょうえん》の原因と対処法

腱は筋肉と骨を結合する強靭な線維性の結合組織で、代表的な腱としては、ふくらはぎの筋肉とかかとの骨を結ぶアキレス腱があります。大きな筋肉の力が細い腱に集中するために炎症や痛みを起こしやすい部位です。

腱を使いすぎて生じる疲労や炎症を腱炎といいます。また、腱には腱鞘というトンネルのような組織に取り囲まれている部位があります。腱鞘は腱が浮き上がらないように押さえ込み、筋肉の力を骨に伝わりやすくする役割を果たしていますが、この2つがすれることで痛みが生じるのが腱鞘炎です。

腱炎も腱鞘炎も治療の基本は同じで、なるべく同じ動作を続けすぎないことです。途中で休み、ストレッチをするなど、緩急をつけることが大事です。夜間には安静にしますが、昼間は痛みがあっても少しずつ動かしたほうがよいです。

痛みの程度に応じて湿布や塗り薬を使用しますが、経口の消炎鎮痛薬はあまり効果がありません。痛みが強い場合は、感染に弱い糖尿病や眼圧が上がりやすい緑内障などがなければ、ケナコルトなどの持続性のステロイドホルモンを少量、腱鞘内に注射すると劇的によくなることが多いのですが、腱や腱鞘が弱くなることもあるので回数を制限して注射します。

「肉離れ」は、どのような病気？

肉離れは、急に走る動作やスポーツなどで、筋肉線維や筋膜が部分的に断裂する状態です。歩いている時や運動時に、突然、大腿や下腿に激痛あるいは鈍痛を感じます。いきなり歩けないほどの痛みに見舞われることもあれば、徐々に痛みがひどくなることもあります。体を動かす際のウォーミングアップが足りなかった時や、急に走り出した時によく生じます。多いのは大腿の前面にある大腿四頭筋、後面のハムストリング、下腿後面の下腿三頭筋などです。

急性期には、「ＲＩＣＥ療法」を行います。Ｒ（rest）は安静、Ｉ（icing）は冷やす、Ｃ（compresion）は圧迫、Ｅ（elevation）は挙上を意味し、まずは安静にします。また、肉離れを発症すると内出血を起こすので、最初の日は冷やします。氷水を入れたナイロン袋を使えば上手に冷やすことができます。10～20分冷やしたら、30～40分は凍傷を防ぐために冷やすのをやめます。ケガの程度にもよりますが、できればこれを1～2日繰り返します。そして、患部の腫れや内出血を最小限に抑えるため、テープなどを巻いて圧迫します。しかし、強く締めつけすぎると血行不良を生じるので、長時間のきついテーピングは危険です。落ち着いたら整形外科を受診し、骨折がないかどうか調べてもらいます。そして、湿布や消炎鎮痛薬の経口薬をもらい、リハビリなどの治療を受けましょう。徐々に動かしていくストレッチが大切です。

「肉離れ」で足がパンパンに？

筋肉の不全断裂、すなわち肉離れを起こすと、筋肉内の血管も切れるので、筋肉が断裂した部分が内出血で腫れます。たんこぶも同じことです。血液は鉄を含むかなり重たい液体なので、最初はケガをした部分に溜まっていた血液も、重力の影響で徐々に下へ降りていきます。

ふくらはぎの下腿三頭筋で起きた肉離れは内出血の出血量が多いと、立っている時に血液が皮下を重力で移動していきます。皮膚の下にある皮下組織は組織があまり密でないので、血液が移動しやすいのです。血液が移動した結果、皮膚の薄い足首や足に内出血の青あざが見える場合があります。肉離れをして、しばらく経ってから足首に内出血があると、「ひょっとしたら捻挫をしている？」と思うことがあります。肉離れと同時に足関節の捻挫を起こすことはたまにありますが、足関節を動かしても痛まない時は単に血液が降りているだけなので、そこまで心配する必要はありません。内出血は、最初は青いのですが、1～4週間で徐々に青みが黄色になって消えていきます。

心筋梗塞や脳梗塞の再発予防などで血液をサラサラにする薬を飲んでいると、肉離れの時に出血が止まりにくく、足がパンパンに腫れることがあります。あまりひどい時は、整形外科か、血液をサラサラにする薬を出してもらっている主治医に相談しましょう。

こむら返りは、なぜ起こる?

「こむら返り」とは、ふくらはぎの筋肉である腓腹筋《ひふくきん》がつる、けいれんを起こしている状態のことをいいます。かつて、ふくらはぎを「腓《こむら》」と呼んでいた名残りで、このような名がつきました。地方によっては「こぶら返り」とも呼ばれています。また、足の裏や太もも、手指の筋肉などで起こることもあります。このこむら返りは、筋肉の伸び縮みのバランスが何らかの原因で崩れ、筋肉が収縮したままになることで起きる現象です。痛みをともない、ひどい場合は筋肉の不全断裂(肉離れ)を起こすこともあります。ありふれた現象なのですが、詳しい原因については、よく分かっていないのが実情です。

激しい運動で筋肉が極度に疲れていたり、水泳で冷えて血行が悪くなったり、脱水などで電解質のバランスが悪くなったり、また、妊娠中の下肢血行障害や体重増加による筋肉疲労も、こむら返りを引き起こす一因になります。高齢者にも多く、数人に1人は夜間や夜明け前に生じるといわれています。さらに、糖尿病や肝硬変、腎不全、透析、甲状腺機能低下症といった病気が原因で起こることもあります。腰部脊柱管狭窄症《ようぶせきちゅうかんきょうさくしょう》や腰椎椎間板ヘルニアによる坐骨神経痛がある時も生じます。ほかにも、利尿薬などの薬剤を服用した時に、血液や体液の電解質バランスが悪くなって生じることもあります。

こむら返りの治療と予防法

こむら返りの応急処置は、痛くても、つっている筋肉をゆっくり伸ばします。どうしてもつった筋肉が戻らない時は、シャワーで温水をかけたり、蒸しタオルで温めたりすると治る場合があります。治ってからも痛い場合は、つった筋肉を温めつつ、湿布や塗り薬などを使いましょう。筋肉の不全断裂（肉離れ）を起こしているような時は、激しい運動を控えて数週間かけて徐々にストレッチを増やすようにします。強く揉むとかえって筋肉を傷めてしまいます。

予防には、体操やストレッチが効果的です。就寝中や夜明け前に起こりやすい時は、風呂上がりや寝る前に関節を軽く動かしてつりやすい筋肉を伸ばしてください。寝る前に湿布を貼っておくのもお勧めです。薬剤としては、漢方薬の芍薬甘草湯《しゃくやくかんぞうとう》が有名です。こむら返りが夜間や夜明け前に起こる時は、就寝前に1包飲んでおくと、予防につながります。また、芍薬甘草湯は即効性があるので、こむら返りが起きている最中に服用しても数十秒から数分で効果が出ます。こむら返りになりやすい人は、ベッドの横やカバンなどに入れておき、いつでも服用できるようにしておきましょう。ただし、飲みすぎると水が溜まってむくみが生じたり、低カリウム血症になったりする恐れがあるので、医師とよく相談してから服用してください。また、こむら返りの原因となる病気がある時は、その改善を最優先に心がけましょう。

夏場も「こむら返り」に注意

ふくらはぎの筋肉がけいれんして異常に収縮する「こむら返り」は、糖尿病や透析、坐骨神経痛などの病気や激しい運動に関係することはありますが、発症の原因は明らかになっていません。このこむら返りは、寒い冬に起こりやすいと思われがちですが、夏にも起こりやすく、熱中症のサインでもあるので、猛暑の日は特に注意が必要です。

夏場は汗をたくさんかくので、脱水状態になって電解質のバランスが悪くなりやすく、エアコンが効いた部屋にこもりがちで、脚が冷えて筋肉の柔軟性が低下しやすくなります。水分、特に電解質を含んだ麦茶やスポーツ飲料などをこまめに摂り、エアコンの温度を下げすぎないように気をつけましょう。

こむら返りの予防には、体操やストレッチがお勧めです。睡眠中や夜明け前に起こりやすい方は、就寝前に、足首などを動かして軽いストレッチをしてください。あらかじめ湿布を貼っておくのも対策の1つです。薬剤治療としては、漢方薬の芍薬甘草湯《しゃくやくかんぞうとう》が代表的です。服用してすぐに効きますが、これは頓服タイプの珍しい漢方薬で連続して服用すると副作用を起こすことがあるので注意してください。

「アキレス腱炎」と「足底腱膜炎《そくていけんまくえん》」

体の中の大きな筋肉の1つであるふくらはぎの下腿三頭筋は、歩いたり走ったり、ジャンプするのに重要な筋肉です。そして、その力が集中するのが、アキレス腱です。大きな力が常にかかっているので負担も大きく、炎症が起きやすい箇所で、アキレス腱に炎症が起きた状態を「アキレス腱炎」といいます。アキレス腱を固定すると歩くのがかなり困難なので、安静にしにくい部位です。治療の際は過度な運動を控え、湿布や塗り薬を用いながらストレッチなどのリハビリを行います。痛みが強い場合は、ステロイドホルモンの局所注射を1~2回行う場合もあります。しかし、頻繁に注射をすると腱が弱ってしまうので、注意が必要です。

また、足の裏にある足底腱膜の特にかかと部分に炎症が起きた状態を「足底腱膜炎」といい、朝起きて第一歩目にかかとの裏にビリッと痛みが走るという特徴があります。足のアーチを弓に例えれば弦に当たる部分で、足にかかる衝撃が頭に伝わらないように板バネの役目を果たしており、走りすぎなどの原因があればそれを軽減し、足の指を曲げたり伸ばしたり、体操をして足底腱膜をストレッチするのが治療にも予防にもなります。アーチサポートやインソールという足底板を靴底に敷いて足のアーチの伸び縮みを緩めるのも効果的です。また、痛みが強い場合は、ステロイドホルモンの局所注射を回数に注意して行う場合もあります。

石《せっ》灰《かい》性《せい》腱《けん》炎《えん》・石《せっ》灰《かい》沈《ちん》着《ちゃく》性《せい》腱《けん》板《ばん》炎《えん》

腱に石灰（リン酸カルシウム結晶）が沈着し、急性の炎症が生じる状態です。原因なく突然肩に激痛が生じ、動かせず、一晩中寝られないほど痛いこともあります。腱に沈着すると「石灰性腱炎」、腱が集まって平たい肩の腱板に沈着すると「石灰沈着性腱板炎」といいます。原因は分かっていませんが、私がこれまでに見てきた経験では、炎症やケガが原因で組織のｐｈ（ペーハー）が変化して血中からカルシウムが遊離し固まって痛みを生じると想像しています。最も多いのは肩関節で、手関節や股関節などにも起こり、稀に頚椎の上の前面の石灰沈着性頚長筋腱炎を生じることもあり、首の痛み、喉の痛みと嚥下痛が特徴で整形外科や耳鼻科など色々な科を受診しても診断がつきにくい病気です。感染や膿瘍との鑑別にＣＴやＭＲＩ検査を行いますが、ほとんどは消炎鎮痛薬の服用で１～２週間で治ります。

局所へのステロイドホルモンの注入が最も効果的で、石灰の量が多い時は針を刺してミルク状の石灰を吸引することもあります。さらに消炎鎮痛薬の投与などを行い、痛みが和らいだら少しずつ関節を動かしていきます。石灰の沈着が消えることもありますが、多くの場合、石灰は残ったままです。しかし痛みがなければ問題はありません。石灰が痛みや可動域制限の原因になっている場合は手術で取り除くこともあります。

後頭部の痛み① 筋肉痛

頭痛の原因として、様々な重大な病気があります。脳神経内科か脳神経外科を受診したほうがよいもの、眼科を受診したほうがよいもの、整形外科を受診したほうがよいものに分かれますが、ここでは、整形外科的な後頭部の痛みについて説明します。

筋緊張性頭痛は頸部、肩甲部から後頭部にかけて筋肉が緊張して痛みを生じます。原因として長時間のパソコン操作、下を向いて細やかな作業をする仕事や台所仕事、育児なども下を向くことにより筋肉が疲れて張った感じ、こわばった感じが生じます。精神的なストレス、うつ、過労なども原因になります。頭の重さは4～6kg、体重の10分の1もあるので、少しでも下を向く姿勢にすると、途端に頭部から後頭部の筋肉が重い頭を支えて引き上げる労力が生じます。細かい作業で集中する場合は、筋肉がさらにこわばり、緊張します。

治療としては、原因を除くことが一番ですが、そうできない場合は首の軽いストレッチ体操や温めて筋肉の血行をよくすることが大切です。同じ姿勢をし続けないように注意しましょう。パソコン仕事でも1時間に1～2分は仕事を中断して、背伸びや首・肩・体を前後左右に動かす体操をします。痛みが強い場合は、筋肉の緊張を緩める筋弛緩薬や精神的な緊張を緩和する薬剤なども用いられます。

後頭部の痛み② 神経痛

整形外科的な後頭部の痛みは、皮膚の神経痛が原因のことがあります。後頭部から耳の後ろの側頭部の皮膚は、脳神経支配ではなく頚椎の上から2番目と3番目の後方から神経が上方や側方に延びています。首の後ろから後頭部の上に分布する大後頭神経、後頭部の左右に分布する小後頭神経、耳の後ろあたりに分布する大耳介神経の3つの神経痛です。

後頭部や頚部を支える筋肉が緊張してこわばり、神経を圧迫すると、後頭部から頭頂部、後頭部から耳のほうにピリピリ、じんじんした痛みがずっと、あるいは間歇的《かんけつてき》に生じます。

重い頭を使う仕事、長時間下を向いたままの仕事や動作で起こりやすく、ストレスや過労なども悪化の原因になります。原因が見当たらなくても突然生じることもあります。

治療としては、ストレスを緩和することや筋肉の緊張をほぐす体操をする、筋弛緩薬、プレガバリン、ミロガバリン、ビタミンB_{12}などを用います。神経が圧迫されている部分にトリガーポイント注射を数回すればよくなることもあります。

大後頭神経は頭の上で脳神経の三叉《さんさ》神経とつながっているので、大後頭神経三叉神経症候群という大後頭神経痛と目の奥の痛みなどの三叉神経痛を同時に生じることがあります。三叉神経痛には専用のカルバマゼピン（商品名：テグレトール）などの薬剤を使います。

頸椎症《けいついしょう》

頸椎症とは、首の後ろにある頸椎の骨や椎間板、靱帯が加齢によって変形し、何かの症状がある場合をいいます。変形性頸椎症とか頸椎骨軟骨症と、難しい言葉でいわれることもあります。中年以降なら誰でも多かれ少なかれ骨も椎間板も靱帯も少しずつ変形し、老化してきます。X線検査で変形がみられても、何も症状がなければ病気ではありません。

首の痛みやだるさ、首が動かしにくいなどの症状が出ることがあります。脳から腰までつながる脊髄神経が、頸椎の中央部分で圧迫されるとボタンを留めにくい、字が書きにくい、箸が使いにくいなどの手の麻痺や、階段を下りる時に足がガクガクして下りにくいなどの歩行障害をきたすことがあります。頸椎から手に行く神経が出口で圧迫されると、肩・肘・手の痛みやしびれを生じます。診断にはX線検査やMRI検査が行われます。

治療は、まず保存的に消炎鎮痛薬の投与や頸椎牽引などを行います。神経の症状がなければ軽い体操が効果的です。麻痺が進行してボタン留めや書字、箸を持つことなどが困難な場合や歩行障害が出る時は、手術を行います。しかし、肩・肘・手の痛みやしびれだけの場合は、薬を上手に使いながら頑張れば、多少時間がかかっても痛みが軽減することがほとんどです。

頸《けい》椎《つい》椎《つい》間《かん》板《ばん》ヘルニア

ヘルニアとは脱出という意味のラテン語で、腸が飛び出る脱腸や、脳組織の一部が飛び出る脳ヘルニアなどがありますが、腰椎椎間板ヘルニアが有名です。頸椎にも椎間板ヘルニアはあります。椎間板が年齢などで徐々に後方に飛び出していき脊髄や手に行く神経根を圧迫する病気です。

首や肩甲骨に痛みを生じることもあります。ヘルニアが頸椎の後方中央に出ると、頸椎の中央を脳から腰まで通る脊髄を圧迫して、手や下肢の痛みやしびれなどの麻痺を生じます。後方の左右どちらかに出ると、手に行く頸神経という枝の根元で圧迫を生じて片方の肩・肘・手に放散する痛みやしびれ、麻痺を生じます。X線検査では診断がつきにくくMRI検査をすることで部位や大きさを確認します。

治療ですが、頸椎牽引、消炎鎮痛薬、肩・肘・手の痛みやしびれに対しては、ビタミンB12の投与やプレガバリンやミロガバリンという神経痛の薬を服用します。激痛の場合は、坐薬やステロイドホルモンを短期間用いることもあります。また、頸椎から手に行く神経の出口は頸椎を前屈すると広がるため、少し高めの枕を使うほうがよいことがあります。保存的治療ではどうしても治癒せず、痛みが激烈な場合や手足の運動障害を生じる場合は、手術を選びます。

頸神経根障害《けいしんけいこんしょうがい》

頸神経根障害とは、頸椎症や頸椎椎間板ヘルニアなどで頸椎の後方を通る脊髄から左右の手に行く神経の枝の神経根が圧迫され炎症を起こし、首・肩・肩甲骨・肘・手に痛みやしびれ、麻痺を生じる病気です。

頑固な肩こりの原因になる場合もあります。頸神経根の出口が首を反らすと狭くなるため、多くの場合に首を上に反らすと痛みやしびれが悪化します。X線検査で神経根の出る椎間孔が狭く骨棘という骨のトゲが神経を圧迫することもあります。椎間板ヘルニアが斜め後ろに飛び出して神経根を圧迫する時もありMRI検査でヘルニアの有無を調べます。

治療には、消炎鎮痛薬や神経を元気にするビタミンB_{12}、神経痛を抑えるプレガバリンやミロガバリンを用います。頸神経根性の痛みはかなり強いことがあり「腕を切って落としたい」とか「象に踏まれているみたいに痛い」という患者さんが多数おられます。整形外科的な病気やケガの中で一番痛みが強いという印象です。激痛の場合は坐薬を使い、神経の炎症や腫れを強力に抑えるステロイドホルモンを短期間服用することもあります。私も何回か、かなり強い頸神経根性の痛みに悩まされましたが、薬を服用して頑張って、現在ビタミンB_{12}を服用するだけで痛みはほとんどありません。

首下がり症（首下がり症候群）

首が下がって前を向きにくく、首や肩の痛みやだるさをきたす、高齢者に時々みられる病気です。私のクリニックにも、首が上がらず来院される患者さんがおられます。腰痛や膝関節痛などで通院中の高齢の患者さんで、首が垂れ下がっていて、自分ではそのようなものだと意識していない方もおられます。まだ全体の原因ははっきり分かっていません。加齢により首の後ろや肩甲部の筋肉が弱くなり、体重の約10分の1もある重い頭が背骨の中心より前にあり、しかも日常生活で下を向くことが多いことが原因のこともあります。パーキンソン病や重症筋無力症などの神経や筋肉の病気、甲状腺機能低下症などの内分泌の病気、頚髄症による神経麻痺など、様々な原因があります。年齢とともに虚弱になるフレイルや筋肉が減少するサルコペニアも1つの原因だと考えられています。原因が分かれば、その治療で首下がりが改善することがあります。しかし、多くの場合は原因がはっきりせず、日常生活に不便を感じつつも諦めて生活している方が多いと思います。

私のクリニックでは、理学療法士による首や背中の筋肉のトレーニングや姿勢の矯正などを行って、改善する人もいればあまり改善しない人もいます。整形外科か脳神経内科に相談してください。

首がポキポキ鳴る

手の指の関節がポキポキ鳴るメカニズムに関しては、最近の研究で指を曲げ伸ばしする時に関節内の圧力が減り、少しある関節液の中に気泡ができることで鳴る音だと分かってきました。機械工学でパイプ中の液に泡ができるキャビテーションの理論と同じです。一度鳴らすと、しばらくは同じ関節で鳴らないのは、気泡が弾けて水蒸気が関節内に充満し、水蒸気が関節液に戻るまでは関節内の圧力が高いためと考えれば納得がいきます。

首もポキポキ鳴ることが多いと思います。頚椎の後ろには左右に椎間関節という関節があり、7個の頚椎なら14個の椎間関節があります。私も小さい頃から首をポキポキ鳴らしてきましたが、この椎間関節が首をひねった時に引っぱられて気泡ができて鳴っていると考えれば納得がいきます。椎間関節はたくさんあるのでポキポキ鳴りますが、何回か鳴らせばしばらくは鳴らなくなることも、気泡が弾けて関節内の圧力が上がると考えれば、納得できます。首をポキポキ鳴らしすぎると、頚椎の左右を通る椎骨動脈に動脈解離を生じて血栓が飛んで脳梗塞の危険があると、ネットニュースなどで警鐘が鳴らされていますが、それに関する私の見解を次項で述べさせていただきます。

首をポキポキ鳴らすと脳梗塞になる？

私は若い時から首をポキポキ鳴らすクセがありました。ポキポキ鳴らすと気持ちよくなります。国内外のネット記事には、「首をポキポキ鳴らすと、頸椎の中を通る椎骨動脈の解離を生じて血栓が飛び、脳梗塞を起こす危険がある」と、よく掲載されています。確かに他人に首をひねられると、動脈の損傷や神経麻痺を起こす危険性がありますが、自分で首をひねってポキポキ鳴らすことも危険なのでしょうか。

私は50歳の時に突然脳梗塞で右上肢の麻痺と右半分が見えにくくなりました。入院して検査をすると、左の椎骨動脈の閉塞と、それによる血栓が脳に飛んだのが原因でした。その椎骨動脈の閉塞の原因は「首を鳴らすことが原因か？」と脳神経内科の主治医に尋ねると、そうではなく「自分では気づいていない早朝高血圧が原因だろう」と説明されました。幸いに麻痺は数日でほぼ回復し、7日目には仕事に戻りました。

以後も首をポキポキ鳴らすことがしばしばですが、67歳の現在、幸いにも脳梗塞は再発していません。ゆっくりと自分で首をまわしてポキポキ鳴るのは、そう心配ないと考えています。しかし、これは私個人の意見。そうでないと考える人も多いことでしょう。まだ定説はないと思います。

ストレートネックって本当にあるの？①

首の痛みや肩こりで来院される患者さんには、診察やX線検査で神経や骨に異常がない場合、筋肉の疲れ、いわゆる「こり」や筋肉の炎症、捻挫と説明して姿勢の注意や体操や湿布などを処方したりします。X線写真では、さらに頚椎の側面像の形を説明することがあります。頚椎が側面X線写真で前へ沿っている場合を前弯《ぜんわん》、まっすぐの場合や、後ろに反っている場合を後弯《こうわん》、また頚椎がS状になっていることもあります。

他院などで「ストレートネックだから肩こりが起こりやすい」といわれた人が結構おられます。ネットで「ストレートネック」を検索すると、たくさんのサイトがヒットします。スマホの見すぎでストレートネックになるとか、ストレートネックを治すとか。私は開業して24年になり、患者数（カルテ数）は5万3000人以上で、クリニックとしてはかなり多いと思います。頚椎のX線検査も多数していますが、10人の頚椎X線検査の側面像を見て、正常といわれる前弯した頚椎の人は1人くらいしかおられません。たいてい、まっすぐや後弯やS状です。しかし10人中9人が異常だとはとても思えません。肩こりや筋肉の炎症は、同じ姿勢を続けすぎたために生じることが多いので、同じ姿勢をしないように、時々体操をするようにとアドバイスしています。ストレートネックは忘れるように、と説明もしています。

ストレートネックって本当にあるの？②

２０１４年に弘前大学整形外科が７６２人の頸椎の形を調査した結果（「弘前大学」「肩こりは頸椎X線でみえるのか」でネット検索）、前弯・まっすぐ・後弯と頸部痛および肩こりの有病率に差はないとしています。結論として「頸椎を横から見た形で直線型、前弯型、後弯型で頸部痛や肩こりの有病率で差がなく、ストレートネックのみの病的意義は低い」としています。海外の調査でも頸椎を側面からみた形と頸部痛との関連は認めないという報告があります。整形外科医でもストレートネックという言葉を安易に使う医師がいますが、最近の整形外科の専門家の意見として「頸椎単純X線でのストレートネックの所見を痛みの主因の可能性などとのネガティブなニュアンスを与えてはならない。痛みのある患者に、原因が画像所見にあると説明することは、痛みが治らない印象をあたえてしまう。画像所見があるものの、痛みや症状の原因ではなく、『心配ない』と安心感を与えるように努める」とされつつあります。

ストレートネックという言葉はかなりのインパクトがあります。それゆえ安易に広まってしまったのかもしれません。それを信じるのか、気にしなくてもよいという意見を信じるのかは、その人なりだと思います。

リュックサックによる麻痺

ビジネスバッグとしてリュックサックを使用する人が増えたように思います。リュックは、手持ちカバンや肩掛けカバンと違って重みのバランスが左右に偏ることがなく、両手が自由になりますが、重ければ麻痺を生じることがあります。重いリュックを長時間背負うと肩が沈み、上肢に分布する神経が下方に牽引されます。それが長く続くと、上肢の神経の根元の頚髄から出る腕神経叢が引っぱられるために、牽引性の神経麻痺が生じ、腕のしびれや運動麻痺に至ることがあります。こうした症状を「リュックサック麻痺」といいます。リュックのベルトなどが長胸神経を圧迫するために、麻痺が生じることもあります。

麻痺の症状は様々です。長胸神経麻痺の場合は肩甲骨が後方に飛び出す翼状肩甲骨という状態になります。予後はおおむね良好で、リュックを下ろして休めば、しびれや麻痺は徐々に回復していきますが、2～3日経っても回復しない場合は、整形外科を受診してください。また、重いリュックを長時間背負うと第1肋骨や第2肋骨の疲労骨折を起こすこともあります。腰痛や肩こりのリスクも高まるので、荷物はなるべく少なくするか、リュックを下ろす時間を適度に作るなど、体の負担を和らげる工夫を心がけましょう。

スマホ肩こりは、なぜ起こる?

現代社会では、スマホはもはやなくてはならないものになっていますが、同じ姿勢で長時間画面をのぞき込むため、「スマホ肩こり」に陥る人が急増しています。首のこりや、目の疲労など、体に起こる症状を総称して「スマートフォン症候群」ともいい、深刻な問題になっています。また、スマホを使う際は顔がうつむき、首が前に傾いて重い頭の重心線が体より前にズレています。この姿勢が長く続くと首まわりの筋肉が緊張して疲れ、周辺の血流や神経系にも悪い影響を及ぼしてしまいます。さらに、猫背の姿勢になり、腰痛の原因にもなります。

スマホに限らず、デスクワークでは椅子に座ってパソコンに向かうことが多いと思いますが、同じ姿勢や動作を続けすぎると筋肉や関節に疲労や炎症が起きて痛みが生じます。筋肉がこわばって血管を圧迫し、血行が悪くなることで酸素や栄養の不足も同時に起こります。簡単なことですが、同じ姿勢を続けないようにすることが何より大事です。スマホやパソコンを連続して長時間使用するのを控えるのがベストです。1時間に1回程度、数十秒でよいので、首や肩をまわしたり、腰を伸ばしたりしましょう。緊張した筋肉や関節がほぐれて柔らかくなり、血行がよくなります。仕事がオフの時にはウォーキングや簡単な体操で筋肉をほぐして血行をよくし、気分転換するのもさらなる予防につながります。

肩こり

肩こりは以前にも何回か解説しましたが、首や肩甲骨や肩のあたりが「おもだるい」「張る」感じです。原因は主に筋肉の疲労です。同じ姿勢を続けていると、重い頭を支え、重い腕を引っ張り上げている「僧帽筋《そうぼうきん》」「肩甲挙筋《けんこうきょきん》」「菱形筋《りょうけいきん》」などが疲れてきます。人間の頭は体重の10分の1ほどで、重いものです。下を向けば大変な力が首や背中の上部の筋肉にかかってきます。同時に左右の腕の重さもかなりのものです。

肩こりを治すためには、まず原因が「筋肉の疲れである」という認識を持つことが大切です。そして、同じ姿勢を続けないことも重要です。筋肉を疲れさせないように、仕事中に時々息抜きをし、軽く首や肩の体操をすることを忘れないようにしましょう。また、両腕を机に置くことや、肘掛けに腕をのせるなどの工夫もしてください。

注意が必要なのは、肩こりにほかの重大な病気が潜んでいる可能性があることです。首を動かして手のほうにしびれが放散する時や、色々な治療をしてもなかなか治らない頑固な痛みがある時は、頚椎性の神経障害の可能性があります。そのほか心臓や胆嚢《たんのう》などの内臓疾患の可能性もあるので、肩こりが持続する場合は整形外科、内科の医師に相談してください。

「四十肩・五十肩」になるのはなぜ？

一般的に「四十肩」や「五十肩」というのは、肩関節の骨や軟骨には異常がないのに、周囲の筋肉や骨と骨をつなぐ靭帯、筋肉と骨をつなぐ腱、関節を包む関節包などに炎症や老化による変性、損傷、断裂などが単独か複合して起きる病気です。正式な病名は「肩関節周囲炎」で、中年での発症が多いことから「四十肩」「五十肩」とも呼ばれます。肩を上げる、後ろにまわす、服の脱ぎ着などで痛みが強くなり、肩の動きが制限されます。肘のあたりまで痛みが放散することもあります。

痛みの程度により適宜鎮痛薬や湿布などを使いつつ、肩を痛い方向に少しずつ動かしていくことが大切です。痛いからと安静にしていると関節が固まってしまうので、少し痛みを感じる程度に1日数回少しずつゆっくり動かすことが大事です。

両手の指を体の前で組んで手のひらを前方に返し、両手を組んだまま頭の上まで動かし天井に向かって背伸びしてください。ついでに体を左右に動かしたりひねったりすると、背伸び体操にもなります。これができなかったり、髪の毛を結う動作、帯を後ろで結ぶ動作ができなかったりすると、五十肩になっている可能性があります。たまに、関節の奥にある腱板が断裂していて手術をしたほうがよいこともあるので、長引く場合は整形外科を受診してください。

五十肩に効く体操

五十肩は50代を中心とする40〜60代に多いので「五十肩」と呼ばれますが、それ以外の年齢でも起こります。五十肩は動かしてよいのか、動かさないほうがよいのか、自分では判断がつかないと思いますが、そのままにしておくと肩関節周囲の筋肉や腱、靭帯が拘縮して硬くなり、動く範囲がどんどん少なくなるため、痛くても体操で動かしたほうがよいのです。

まずは痛い方の肩を痛い方向にゆっくり動かします。痛くないほうの手で介助するのも効果的です。ちょっと頑張って、少し痛みを感じるぐらいまで動かします。いきなり無理は禁物ですが、少しずつ頑張ります。この動きを数回、1日に何回か行います。痛みのない「もとの体に戻す」というイメージが大切です。

手を背中にまわすのが厳しくなった時は、タオルで背中を洗う要領で、痛くないほうの手でタオルを引っ張り、痛いほうの手を少しずつ背中で引き上げます。壁の横に立って壁に指を這わせながら徐々に肩を上げていくのも効果的です。前方に上げるのが痛ければ壁に向かって、横に上げるのが痛ければ壁の横に立って横の壁に指を這わせて上げていきます。自分の限界を少し超えるぐらいまで頑張って上げましょう。五十肩は、悪化すると「凍結肩《とうけつかた》」と呼ばれるほどガチガチに動かなくなる場合があります。痛い方向に少しずつ動かしていくのがコツです。

肩が上がらない原因は?

肩が上がらなくなる原因の1つは肩関節自体の問題で、肩関節のカプセルや靱帯、筋肉が炎症などで拘縮する五十肩や、老化やケガで肩を挙上する腱板が断裂する場合です。消炎鎮痛薬の湿布や経口薬、注射を使いながらリハビリで治していきます。痛くても痛い方向に少しずつ頑張って動かすのが大切です。拘縮が強い場合や腱板が完全に切れている場合は手術が必要なこともあります。

2つ目の原因は、麻痺によるものです。脳梗塞や脳内出血など脳が原因で肩が上がらない麻痺は、多くの場合肩以外の肘や手などにも麻痺があります。コロナウイルスワクチンの肩の筋肉注射では、肩だけ麻痺が生じる腋窩《えきか》神経麻痺が起こることもあります。肩を挙上する三角筋を動かす腋窩神経が注射針で傷つくと肩の外側部にしびれが生じ、肩を上げるのが困難になるのです。神経を元気にするビタミンB_{12}を服用し、リハビリで肩の挙上を回復します。

頚椎椎間板ヘルニアで、稀にしびれがないのに肩だけ上がらなくなるキーガンタイプの麻痺があります。ヘルニアが頚椎から腕に出る第5番目の神経の前方だけを圧迫し生じますが、非常に稀で、滅多にないために整形外科医でも診断がつかないことがよくあります。麻痺が治らなければ、頚椎の手術が必要なこともあります。

神経麻痺で肩が上がらない

2022年6月に「ワクチン筋注後の神経麻痺とSIRVA（シルバ）予防と治療」という電子コンテンツを発表しました。ワクチン筋肉注射の副反応として生じる神経麻痺と、ワクチン接種に関連した肩関節障害（SIRVA）の予防・診断・治療についてまとめています。接種後2週間を過ぎても痛みが続く場合は、SIRVAの可能性があります。神経麻痺で肩が上がらない原因としてキーガン型麻痺、腕神経叢《わんしんけいそう》麻痺、分娩麻痺、腋窩《えきか》神経麻痺などがあります。キーガン型麻痺は頚椎椎間板ヘルニアや変形性頚椎症などで、第5頚神経根の運動を担う前枝部分だけが圧迫されて生じる麻痺です。感覚神経の後枝が正常なのでしびれや痛みをほとんど感じないのに、肩関節だけが挙上できないという症状が稀に起こります。

腕神経叢麻痺は、頚椎の横で神経が束になっている腕神経叢という部分で起こる麻痺です。バイク事故で腕が強い力で下方へ引き下げられ、腕神経叢が牽引されたり、頚髄の根元で引き抜かれる「引き抜き損傷」という重傷の麻痺を生じたりすることがあります。鎖骨骨折や炎症でも生じることがあります。分娩麻痺は、骨盤位分娩（逆子）で出産する際に生じる可能性がある麻痺です。そして腋窩神経麻痺は、肩を挙上する三角筋を動かす腋窩神経が、筋肉などに挟まれて生じる麻痺です。肩関節が挙上しにくくなったり、挙上できなくなったりします。

肩関節脱臼はクセになりやすい

向かい合う関節面がズレた状態を脱臼といい、関節面が完全にズレる「完全脱臼」と、少しズレる「不完全脱臼（亜脱臼）」があります。原因はケガが多いのですが、先天性や弛緩性麻痺などもあります。脱臼したまま日が経つともとに戻らなくなるので、早めの整復が必要です。脱臼は、初期の治療をしっかりしていないとクセになることがあります。一番有名なのは肩関節で、反復性肩関節脱臼といいます。転倒などのケガが原因で肩関節が脱臼し、その後も何かの拍子に脱臼を繰り返します。特に肩関節は2回以上脱臼すると、関節を包むカプセルや筋肉が破れたまま通り道ができてしまい、反復性肩関節脱臼になる可能性が高くなるので気をつけてください。肩関節は関節が浅いので可動域が大きい分、脱臼しやすいのです。

反復性脱臼を防ぐためには、第1回目の脱臼時の治療がとても大切です。最初に脱臼した時は肩関節を3週間ほどしっかり固定し、破れた関節包や靭帯が修復するのを待ちます。そのあとは徐々に関節が動くようにリハビリを行います。肩関節は解剖学的特徴から、投球動作やテニスのサーブをする動作で前下方に脱臼しやすいので、脱臼が整復されたあとも数カ月は、そのような姿勢を取らないほうが無難です。何度も脱臼し生活に支障をきたす場合は、破れた関節のカプセルや筋肉を縫縮し削れた骨を再建するなどの手術もあります。

「パソコン肘」にご用心

　タオルを絞ったり、ドアノブをまわしたり、手首を動かす際に生じる「肘の外側の痛み」は上腕骨外側上顆炎《がいそくじょうかえん》といいます。もともとはテニスのバックハンドストロークで起きやすかったことから「バックハンドテニス肘」とも呼ばれ、肘周辺の筋肉や骨と筋肉をつなぐ腱の慢性炎症が原因で生じます。手の甲を下にして手を使うと、手首や指を伸ばす筋肉である「伸筋」が働きます。しかし、この筋肉は「屈筋」よりも弱く、疲労や炎症が起こりやすいのです。手首を少し反って指を使うマウス、キーボードなどのパソコンの操作を長時間行うと伸筋に負担がかかり、炎症が慢性になってしまうのです。スマートフォンの長時間操作でも起こるので「スマホ肘」とも呼ばれます。

　100円ショップなどでも売っているクッションを手首の下に敷いて手首とキーボードの高さを調整して手首や肘に負担がかからぬよう工夫しましょう。タオルなどでも代用できます。自分で一番楽な高さを探してください。また、数十分ごとに軽いストレッチや体操を行い、筋肉をほぐしてあげるのもお勧めです。両手首を組んでゆっくりまわして肘に痛みが出る方向を探し、その方向にゆっくりと筋肉をストレッチするのが効果的です。夜間の安静も効果的ですが、肘を固定するのではなく、手首や指を軽く固定します。簡単な装具で大丈夫です。

使いすぎが原因の「テニス肘」

物を持つ、タオルを絞るなどの動作で、肘の外側が痛くなる症状を「テニス肘」と呼び、正式な病名は上腕骨外側上顆炎《がいそくじょうかえん》といいます。テニス愛好家に限らず、家事やキーボードを使う労働が原因であることが多く、誰にでも起こります。肘の外側の膨らみの部分から手首にかけて痛みやしびれが走ることもあり、整形外科で頚椎性の神経痛と誤診されて頚椎牽引ばかりして治らない人が時々おられます。手関節や手指を伸ばす筋肉が曲げる筋肉よりも弱いので、伸ばすほうの筋肉に慢性の炎症や微小な断裂が起こりやすいのが原因です。

治療としては、原因となる負担を減らすのが大事です。限界を超える前に同じ動作や運動を続けすぎずに、こまめに休憩を取りましょう。また、消炎鎮痛薬の湿布や塗り薬を使いつつ、両手を体の前で組み、その手首を肘に痛みを感じる方向にゆっくりと動かすストレッチが有効です。肘の体操ではなく手首を動かします。夜間の固定のためにサポーターも有効ですが、肘ではなく手首を固定します。肘の少し前方に巻くエルボーバンドは、私は効果が少ないと思っています。痛みが強い場合は、回数を制限してケナコルトなどの長期作用型のステロイドの局所注射も有効です。投球や手首をよく使う時に肘の内側が痛む、上腕骨内側《ないそく》上顆炎もありますが、治療の原則は同じです。

転倒時に見逃されやすい肘のケガ

　肘のケガには転倒して手のひらをつく場合と、直接地面で肘を打つ場合があります。上腕骨顆上骨折や上腕骨外顆骨折などは子どもに多く、上腕骨外顆骨折は、ほとんど手術しなくても治る子どもの骨折の中でも、手術が必要な場合が多いことで有名です。前腕の尺骨骨折に橈骨頭の肘の前方への脱臼が合併した「モンテジア骨折」は、見逃して日数が経ってしまうときちんと整復できなくなるので、正確なX線検査が大切です。

　手のひらをつくと体重がかかって肘の内側側副靱帯損傷を生じることがあります。それ以外にX線検査でも見逃されやすいのが、橈骨（親指側の骨）の肘に近い頭部や頚部の骨折です。手のひらをついて橈骨の頭部が上腕骨の外顆の骨とぶつかって骨折を起こします。ひどい場合は内側側副靱帯損傷と骨頭（頚部）骨折が合併することもあります。靱帯損傷であれば、ギプス固定やシーネで3週間ほど固定します。しかし橈骨頭や頚部骨折の場合は、上腕から手関節までの長いギプスで5～6週間以上、骨折が癒合するまで固定する必要があります。肘を固定すると日常生活に大きな支障をきたしますが、この骨折は一度癒合不全を起こすと、以後ほぼ骨癒合できなくなるので、何とか我慢して癒合するまで固定を続けます。そして、骨癒合してから関節を動かすリハビリを頑張りましょう。

手首を動かすとギシギシと痛む 腱《けん》交《こう》差《さ》症《しょう》候《こう》群《ぐん》

腱交差症候群は、手首や指を動かすと前腕背側にギシギシ、ジャリジャリあるいはザラザラしたような音を感じ強い痛みを生じる病気です。頻度は高くないのですが、手首や手指を使いすぎた時や、原因がまったくなくても生じることがあります。これは手首や手指を反らす（伸ばす）筋肉や腱が前腕背側で交差する部分で炎症を起こし、すれるのが原因です。私が医師になってから実際に音が聞こえるほど強烈な痛みを生じた方が、42年間で十数人おられました。強い消炎鎮痛薬の服用と湿布と装具で安静にしても、なかなか痛みは治まりません。範囲が広いのでステロイドホルモンの局所注射もどこにすればよいか分かりません。

激痛で日常生活もままならない時は短期間だけステロイドホルモン、例えばプレドニゾロン1錠5ミリグラムを朝夕食後に合計1日10ミリグラムくらい服用し、消炎鎮痛薬の服用や湿布を組み合わせれば痛みが軽減します。そして痛みが軽減するにつれて少しずつ手関節や手指の曲げ伸ばしの運動療法をアップしていきます。指圧や強いマッサージは厳禁で、かえって炎症を強くしてしまいます。痛みが強い初期はしばらく冷やし気味がよいのですが、少しでも痛みが少なくなれば温め気味のほうが血行がよくなり早く治ります。

手や指のしびれの原因

　手の指のしびれの原因としては、脳梗塞などの脳の問題、首からの神経痛、肘からの肘部管症候群、手首の中央で曲げるところで神経が狭窄《きょうさく》される手根管《しゅこんかん》症候群、手首の小指側で曲げる部分で生じるギヨン管症候群（尺骨神経管症候群）、指の指神経が圧迫される場合、糖尿病や加齢による神経炎（神経の老化）などがあります。

　脳が原因の時は多くの場合目の症状や、ろれつがまわりにくいなどの頭の症状を伴い、首が原因の時は首を上に反らすと肩や肩甲骨に痛みが放散することが特徴です。肘部管症候群は肘をよく動かす人にみられます。手根管症候群は、親指から薬指の半分（中指側）までの手のひら側がしびれたり、動かしづらくなったりする病気です。しびれはすべての指に生じず、1～2本だけの場合もあります。手首をよく使う中年主婦に多く、女性ホルモンの関係で妊娠中や出産直後にもよくあります。ハンドルをずっと握るドライバーの方にもあります。神経は圧迫に弱いのですが、指には神経のクッションとなる筋肉がないので指のどこかが圧迫されて指の先だけしびれることもあります。治療は、手根管症候群なら、夜間だけでも簡単な装具で手首を安静にし、神経の炎症を抑えるための消炎鎮痛薬や、神経の活動を高めるビタミンB_{12}の服用も有効です。それでも症状が改善しない場合は、手術も選択肢に入ります。

親指から薬指がしびれる病気

片手または両手の親指から薬指の半分までの手のひら側がしびれる場合に「手根管《しゅこんかん》症候群」が疑われます。最初は夜や夜明けにしびれ、悪化すると1日中しびれるようになります。男性より女性に多く、中年に多いのですが、妊娠中や出産直後にもしばしば生じます。仕事やスポーツなどでよく手を使う人、手首の骨折の後遺症、長期間の人工透析も原因になります。

手がしびれる原因としては脳、頚椎、肘などにもありますが、脳が原因であれば顔面の症状などがほぼ同時に起こります。頚椎が原因ならば首を天井に向かって反らすと腕にしびれが走ることがほとんどです。爪のある甲側でなく手のひら側の指がしびれる場合は、手根管症候群を考えます。小指がしびれないことが特徴です。少し前腕にしびれがひびく時もあります。原因は手のひらにある小さな手根骨という骨が凹んで手根管という溝があり、その狭いところに腱や頚椎からきた正中《せいちゅう》神経が詰まって窮屈なため、手首をよく使うことや強く曲げたりすることで神経麻痺を生じます。悪化すると物をつまむ力が弱まります。

治療法としては、手首の安静のために夜間に装具で固定するのがお勧めです。神経の炎症を抑えるための消炎鎮痛薬や、神経の活動を高めるビタミンB_{12}や神経障害性疼痛治療薬の服用も有効です。これらの保存的治療で改善しない場合は、手術も選択肢に入ります。

小指と薬指がしびれる病気

小指と薬指の半分がしびれるのは「肘部管《ちゅうぶかん》症候群」や「ギヨン管症候群〈尺骨《しゃっこつ》神経管症候群〉」の疑いがあります。手の小指側の感覚を支配し、手のひらの中の筋肉を動かす尺骨神経が、肘の内側で肘を曲げ伸ばしして引っぱられすれて麻痺が生じる状態を肘部管症候群といいます。

肘の変形やガングリオンが原因になることもあります。手の小指と薬指の半分にしびれがみられ、麻痺が進行すると小指や薬指が変形し、指を閉じる力が低下し、日常生活や仕事にも影響が出ます。肘をよく使う人に発症しやすいといえます。

肘部管症候群よりは稀なギヨン管症候群は、尺骨神経が手の関節部で手根骨や靭帯・筋肉によって締めつけられ、麻痺が生じる病気です。肘部管症候群では小指と薬指の手のひら側と甲側両方にしびれがありますが、ギヨン管症候群では手のひら側の小指と薬指だけがしびれます。原因は手関節部のケガや仕事やスポーツによる使いすぎ、ガングリオンや腫瘍《しゅよう》による圧迫など、さらにパソコンのマウス作業でも起こります。

肘部管症候群やギヨン管症候群の初期の段階では肘や手首を過度に使いすぎないようにしてビタミンB_{12}を摂取するなどの保存的治療を行います。筋肉の麻痺が生じると治りにくいので、手指の麻痺が進む場合は、早い段階での手術をお勧めします。

下垂手《かすいしゅ》

頚椎から出て、枝分かれした神経は上肢（手や腕のこと）に分布しており、筋肉を動かしたり、感覚を伝えたりする働きを担っています。しかし、枝がどこかで圧迫、または引っ張られるなどの障害を起こすと、しびれや麻痺、痛み、過敏などの症状が出てきます。

上腕骨骨折などの外傷による麻痺もありますが、そうでない麻痺もあります。その1つが、二の腕（上腕部）を走行する橈骨《とうこつ》神経が、何らかの原因で圧迫されて生じる橈骨神経障害です。朝起きた時、居眠りして起きた時などに、「片方の手関節が上がらない」「だらんと落ちたままになる」といった症状が出ます。これは、「下垂手」という病気です。

神経は軽い圧迫でも麻痺が生じる場合があるので、普段は筋肉のクッションに守られながら走行していますが、上腕骨部の橈骨神経は直接骨に接して走行するので麻痺が生じやすいのです。麻痺は1日で治癒することもあれば、数カ月、改善しないこともあります。治療はまず様子を見ますが、ビタミンB12の服用が効果的です。下垂手で不便な時は、手関節を固定する装具をつけるとよいでしょう。3～4カ月以上経っても改善しない時は電気生理検査などを行い、診断と神経の損傷部位がはっきりしたら、神経剥離《はくり》術などを行う場合もあります。内科や外科の医師はこの病態を知らないことがあるので、整形外科にかかりましょう。

「ガングリオン」と「滑液包炎《かつえきほうえん》」

「ガングリオン」は、手首や指の付け根に腫瘤《しゅりゅう》ができる病気です。関節にコブのような袋ができて、そこに関節液の濃縮したゼリー状の液が溜まり、腱鞘から生じることもあります。手関節の背側（甲側）に多く、手のひらの指の付け根や足、筋肉や半月板などにも生じます。若い女性に多い病気です。ガングリオンは、腫瘍ではなくてゼリーの溜まった袋なので放置しても問題ありません。しかし、手関節や指の曲げ伸ばしの邪魔になり、当たると痛む場合は、注射針でゼリー状の内容物を吸引したり、指で押しつぶしたりする圧砕治療を行います。

再発しやすいのですが、一度診断がつけば大きな問題にはなりません。ただ、見た目が悪い時、邪魔になる時は再び穿刺《せんし》による治療を行います。手術は袋の根元を塞がないと再発する可能性があり難しく、神経を圧迫して麻痺を生じる場合など以外ではお勧めしません。

「滑液包炎」は、滑液包（肘の伸側、膝関節の前面、足関節の前面などの皮下や関節近くにある袋）が機械的刺激や感染によって炎症を起こし、痛みや腫れが生じる病気です。ある意味でクッションの役割を果たしていますが、出血して血が溜まっていることもあります。これも基本的には放置しても大丈夫ですが、なるべくその箇所に刺激を与えないようにしましょう。ただし、感染の場合は切開し、排膿する必要があります。

親指の重要性

日本語では親指（整形外科用語では母指）、人差し指（示指）、中指、薬指（環指）、小指というように、手の指をすべて「〜指」と表現します。一方、英語では人差し指から小指までは「finger」、ドイツ語では「Finger」ですが、親指は英語では「thumb」、ドイツ語では「Daumen」と、親指だけ違う名前になっています。

人間の親指は、ほかの指よりも筋肉も機能も発達しています。猿の親指は曲がるだけですが、人間の親指はほかの指と向かい合って物をつかむ（対立）、はさむ機能が発達しています。この親指の優れた機能により、人間は字を書き、物を作るなどの素晴らしい進化を遂げてきました。それゆえ英語でもドイツ語でも、親指だけ独立した名前をつけています。

親指が使えなければ、たちまち日常生活に困ります。鉛筆や箸を使えない。ボタンをはめられない。物をつまめない。親指ともう1本指があれば、何とか生活できますが、親指が使えないと、とても不自由です。親指はとても大切な指ですが、それだけに色々な障害が出てしまいます。親指の手のひら側の付け根の腱鞘炎や親指側の手首の腱鞘炎などはよくある病気です。親指と手首の間のCM関節は、物をつかむ対立の動きに重要ですが、しばしば関節炎や変形性関節症を生じます。

腱鞘炎《けんしょうえん》

腱は筋肉と骨を結合する線維の組織で、代表的な腱としてはふくらはぎの筋肉とかかとの骨を結ぶアキレス腱があります。大きな筋肉の力が細い腱に集中するために炎症や痛みを起こしやすい部位です。腱を使いすぎると疲労や炎症が生じ、これを腱炎といいます。また、腱には腱鞘というトンネル状の組織に取り囲まれている部位があります。腱鞘は腱が浮き上がらないように押さえ込み、筋肉の力が骨に伝わりやすい役割を果たしていますが、この2つが擦れることで痛みが生じる場合があります。これを（狭窄性《きょうさく》）腱鞘炎といいます。さらに指の腱が腫れて腱鞘内を滑る時に引っかかってカクカクする症状を「ばね指」といいます。

腱鞘炎は手の指でよく起こり、親指・中指・環指（薬指）に多いのですが、示指や小指にもありります。指を使うと手のひらの指の付け根が痛むのですが、第2関節に痛みを感じることもあります。特に朝起きた時に指が曲がらない、伸びないことで気づくこともあります。

親指側の手首の部位での腱鞘炎は「ドゥケルヴァン病」とも呼ばれ、まだ首がすわらない乳児を育児する方によく生じます。乳児の頭を支える時に激痛が走ります。最近ではスマホを扱う人にもこのドゥケルヴァン病が増えています。

腱鞘炎の治療

腱鞘炎は使いすぎによる炎症が原因とはいえ、指を使わずに生活はできません。仕事や育児、家事において手指を安静にすることは不可能ですが、できるだけ腱鞘炎を起こしている指を気遣いましょう。同じ指を連続して使いすぎるとオーバーヒートになります。車のエンジンでも連続して使いすぎてオーバーヒートになれば故障してしまいますが、間に休憩を入れることによりエンジンは壊れずに使うことができます。同じように腱鞘炎でも腱炎でも連続して長時間使いすぎることを避けましょう。途中で休んだり、ストレッチをしたり、緩急をつけることが大事です。

また、痛みの程度に応じて腱鞘炎の部位に湿布や塗り薬を使用します。腱鞘炎もリハビリが大事です。夜間寝ている時には安静にしますが、朝起きた時や昼間に痛みがあっても少しずつゆっくりと動かして滑らかに動くようにします。痛みが強い場合は、感染に弱い糖尿病や眼圧が上がりやすい緑内障などがなければ、ケナコルトなどの持続性のステロイドホルモンを少量、腱鞘内に注射すると劇的によくなることが多いのですが、腱や腱鞘が弱くなることもあるので年に3、4回までと回数を制限して注射します。それでも治らない場合は、手術で腱鞘切開をします。

母指CM関節症

物をつまむ「対立」という機能は、人間の親指だけにある優れた機能です。対立ができなければ、手や指は物を握るくらいしかできません。日常生活の細やかな手の動作は、この対立の機能があるからこそともいえます。手でこの対立を可能にしているのは、親指の付け根と手首の間にあるＣＭ関節が大きな役割をしています。それゆえ、しばしばこのＣＭ関節が炎症を生じ、また年齢とともに変形性関節症を起こします。

物をつまむと痛む、洗濯バサミが挟めないなどの症状が典型的です。変形を生じていない軽い関節炎ならば、専用の装具で夜間だけ固定し、湿布や塗り薬で炎症を抑えつつ、親指と小指を閉じたり開いたりする体操をゆっくりとします。

すでに変形性関節症になっている場合は、変形は治らないので、それ以上変形が悪化しないよう、つまむ時に不必要に力を入れすぎないように注意します。装具による夜間の安静や湿布などで痛みが治まらなければ、1〜2回のみケナコルトなどのステロイドの関節内注射も有効ですが、あまりステロイドを打つと関節が逆に傷むことがあります。この部位の手術は難しく、現時点では手術はしないほうがベターと思います。変形性関節症専用で強力なロコアテープを、かぶれないように上手に使うのもよいでしょう。

ヘバーデン結節

加齢とともに関節の骨が変形し軟骨がすり減り、痛みや機能障害をきたす病気を「変形性関節症」といいます。中でも女性が発症しやすい指の爪に近い第1関節の変形性関節症は、別名ヘバーデン結節、2関節の変形はブシャール結節とも呼ばれます。変形性関節症は、老化現象なので防ぐことはできませんが、変形の進行を遅らせることは可能です。初期の段階から意識して生活することが大切で、指の第1関節に痛みを感じたら、普段から指先に強い力をかけないように注意し、痛みや腫れがあれば、絆創膏《ばんそうこう》やテーピングで固定するなど工夫しましょう。事務で紙をめくるために指にはめるシリコン製でリング状の指サックを日中に関節にはめて、軽く固定するのも1つの方法です。

湿布や塗り薬などの消炎鎮痛薬を使えば、時間は多少かかりますが、痛みは少なくなります。最近、女性ホルモンのエストロゲン様の働きを持つ大豆のイソフラボンから作られるエクオールが、健康食品として販売されています。ヘバーデン結節にも有効とされていますが、はっきりしたデータはまだなく、服用した女性の感覚として効いているという段階のようです。関節の変形が高度で、グラグラして指先に力が入らない場合は、第1関節を固定する手術もあります。指先に力を入れる仕事をしている場合は、むしろ関節を固定したほうが楽になる可能性もあります。

指の関節リウマチと変形性関節症の見分け方

関節リウマチも、ヘバーデン結節（変形性関節症）も手指の関節の痛みや腫れ、変形を生じます。関節リウマチか変形性関節症か見分けは簡単ではありませんが、リウマチ専門医でない医師でも、一般の方でも痛みのある関節の部位により、ある程度は見分けることができる場合があります。リウマチの関節障害は、第2関節と指の付け根の第3関節が主で、第1関節での症状はほぼありません。一方、変形性関節症は爪に近い第1関節に多く、第2関節にも生じますが、手指の第1関節だけ痛む場合はおおむね変形性関節症と判断がつきます。

第2関節が腫れている場合は見分けがつきにくいのですが、リウマチにはいくつかの特徴があり、「朝起きて両手のこわばりが15分以上1週間以上続く」「左右対称の関節が腫れる」「手指の3つ以上の関節が腫れる」などで、最近の診断基準ではこれらを点数制にしてリウマチかどうかを診断しています。「朝のこわばりが15分以上続く」というのは、中年の特に女性は朝起きた時にリウマチでない普通の場合でもよくあるからです。

専門医ならさらに、X線検査や血液検査など、総合的にリウマチかどうかを診断します。関節リウマチは早期発見と早期治療が将来の変形を防ぐために大変重要なので、指の第2関節が腫れている場合は、一度リウマチの専門医を受診して診断してもらいましょう。

小指や薬指が曲がってくるデュピュイトラン拘縮《こうしゅく》とは?

「デュピュイトラン拘縮」は、手のひらの皮膚のすぐ下にある手掌腱膜《しゅしょうけんまく》という組織が肥厚して拘縮し、コブ状の腫瘤《しゅりゅう》ができる原因不明の病気です。中年以降の男性に多く、糖尿病の方や、ハンマーなどをよく使って手のひらに小さなケガをしやすい人に生じることもあります。発生頻度は白人>黄色人種>黒人と人種差があります。初めは手のひらの薬指や小指の屈筋腱に沿って凸凹の腫瘤を触れますが、痛みは通常ありません。数年から数十年かけて徐々に進行して小指、そして薬指の根元の関節とその先の第2関節が曲がったままで伸びなくなり(屈曲拘縮)、顔を洗いにくいなどの不便を感じて初めて受診されることも多い病気です。

軽度の時は指を伸展するストレッチを指導しますが、小指や薬指の拘縮がひどくなる場合は手術で腱膜切開手術や腱膜切除手術を行います。ただ指の神経などが絡んでいることがあり、手の外科の専門医に手術をしてもらうべきです(「手の外科学会」で検索)。

2015年からは海外から輸入された、コラーゲンを溶かす注射薬のザイヤフレックスが、国内の手の外科の専門医で使われるようになり、注射後のリハビリで成績は良好でしたが、残念ながら現在はザイヤフレックスの国内への供給が止まっている状態です。

槌指《つちゆび》／槌指《ついし》（マレットフィンガー）とは？

槌《つち》とは打撃部分が木製のハンマーのことで、最近ではあまり見かけない道具ですが、手の指を突き指した時になる槌指（マレットフィンガー）の名前の由来になっています。ボールなどが指先に当たり、指先が強制的に曲げられることにより指を伸ばす伸筋腱が切れたり、伸筋腱が指の先の骨（末節骨）に付着する部分で骨折したりして、指の第1関節が曲がったまま伸ばせないケガを「槌指」と呼びます。腱が切れた場合を腱性マレット、骨折した場合を骨性マレットと区別しています。骨性マレットでひどい場合には、指の末節部が亜脱臼する場合もあります。

専用の装具もありますが、私のクリニックでは指に合わせて薄いプラスチックで第1関節をやや過伸展気味に固定します。骨性マレットのほうが骨折癒合しやすく、腱性マレットのほうが細い腱が癒合しにくく難しいのですが、どちらの場合も約5週間固定します。その後、プラスチック装具を外して少しずつ指先を曲げる体操をしてもらいます。

ケガをして時間が経ってしまうと、なかなか骨も腱も癒合しにくく、指の第1関節が曲がったままになることもありますが、日常生活に大きな問題はありません。骨性マレットで脱臼している場合は、ピンを2本用いた石黒法《いしぐろほう》という優れた手術法もあります。

グロムス腫瘍《しゅよう》とは？

グロムス腫瘍は、指の先の小さな一点に触れると、電気が走るような激痛が生じる病気です。原因は動脈と静脈の吻合部の良性の腫瘍ですが、X線検査ではもちろん見えず、MRI検査でも小さすぎて見えないことがほとんどです。指の爪の根元の下にできることが多いのですが、指先の爪以外の部分にも、また足や内臓にもできることもあります。

診断する医師にこの病気の知識がないと、ほとんど診断がつきません。以前、私のクリニックに20代の女性が指の痛みで来院されました。時々刺すような痛みが出て我慢できないほどでした。私は症状からグロムス腫瘍を疑い、大きな病院の手の外科の専門医を紹介しました。結果はその通りで、簡単な手術で腫瘍を摘出して痛みは治りました。

手術後にその患者さんが報告に来られ、「15軒ほど病院やクリニックを受診して誰も診断してくれず、詐病だともいわれていたのが治ってうれしい」と私の前で泣かれた時は、この病気を知っていてよかったとつくづく思いました。

私のホームページで、この腫瘍の存在を知って来院される方が何十人もおられましたが、病院の手の外科の専門医を紹介して、簡単な摘出術で痛みが取れるので、このような症状がある方は、手の外科の専門医の受診をお勧めします。

指をポキポキ鳴らすと変形する？

手指の関節をポキポキ鳴らすクセのある方がいます。指の関節は、爪のある先から第1、第2、第3関節（中手指節〈MP〉関節）と呼びます。指を鳴らすのは主に指の付け根の第3関節、つまりMP関節が多いと思います。私も若い時から、よくMP関節をポキッと鳴らしていました。

体中で色々な音が鳴りますが、この指の関節がポキッと鳴るメカニズムに関しては、「関節が引っぱられて関節内が陰圧になり、関節液から気泡が生じる瞬間に音が鳴る」というのが、ほぼ定説になりつつあります。気泡がはじける時ではなく、できる瞬間の音だと解明されつつあります。これは、パイプに関する工学の世界のキャビテーションという現象と同じだといわれています。

指の関節をポキポキと鳴らしていると関節の変形を生じるかどうかは、長年議論されてきました。私が指を鳴らすのは第1や第2関節ではなく第3（MP）関節だけです。指の第1や第2関節にはしばしば変形性関節症が起こりますが、このMP関節には変形性関節症は稀にしか起こらないことが分かっています。何十年鳴らしてきた私のMP関節にも変形はなく、よほど急激に鳴らさなければ、関節をポキッと鳴らすのはあまり危険でないと考えています。

胸がチクチク痛む肋間神経痛《ろっかんしんけいつう》

胸や背中に痛みが続く時には、心筋梗塞や大動脈瘤解離《だいどうみゃくりゅうかいり》などの重篤な病気の可能性があるので循環器内科を、痛みが尋常でない時は緊急手術の可能性もあるため急いで大きな病院を受診します。内科で心臓や肺や食道に異常がないといわれた時は、肋間神経痛の可能性があるため、整形外科を受診します。

肋間神経は肋骨に沿って背中から胸の前方に少しずつ下がりつつ分布し、これがチクチク痛むのが肋間神経痛です。肋骨に沿って片側あるいは両側に痛む場合や、片側の一点だけチクチク痛むこともあります。胸が締めつけられるような症状もよくあります。筋肉や関節が痛みの原因の時は体を動かす時に痛みが生じますが、肋間神経痛は動かす時よりもじっとしている時にピリピリ、しんしん痛む傾向があります。

肋間神経痛は案外多いのですが、整形外科医でも気がつかずに見逃すこともしばしばです。原因不明といわれた胸の痛みに、神経を元気にするビタミンB_{12}と神経障害性疼痛治療薬のプレガバリンやミロガバリンを飲んでもらうと、痛みが軽減することを過去にたくさん経験してきました。また、最初皮膚に何もなく2～3日後に片方の肋間神経に沿って水疱が出てくる場合は帯状疱疹です。この場合はなるべく早く皮膚科か整形外科を受診しましょう。

ぎっくり腰は「一瞬の間《ま》」で予防できる？

ドイツでは、「魔女の一撃」と魔女に後ろから腰をガツンと叩かれたという意味のドイツ語で表現される「ぎっくり腰」（急性腰痛症）。かがんだ時や、かがんでから腰を伸ばす時、物を持った瞬間などに急に起こる腰痛です。このぎっくり腰は「ケガ」だという認識がとても大切です。足首をひねって捻挫したのと同じ状態と考えると分かりやすくなります。最初は原因が分からないことが多いので、まずは消炎鎮痛薬の貼り薬や飲み薬、コルセット、温熱療法、腰部の筋肉や椎間関節のブロック注射などの療法で痛みを軽減します。原因が分からなくても、痛みが治まれば治ったと考えてよいのです。ただ、足首を捻挫した時を想像していただければわかるように、2～3日では治らず、2～3週間以上かかることがあり、多少時間が必要です。

ぎっくり腰は予防法も存在します。私は同じ姿勢を長く続けた時は、腰を軽く左右前後に動かしてから動き出すことを習慣化しています。また、腰や膝のケガを防ぐため、動き始めに少しだけ「間」を置くことも心がけています。例えば、床に落ちた物を拾う時は、すぐに動かず、0・5秒ほど間を置いてから拾います。信号で青が点滅して慌てて渡る時にも最初少しだけゆっくり走り、そのあとダッシュします。また、ぎっくり腰と思って診察を受けたら、骨折の場合もあります。痛みが強ければ一度整形外科でX線検査を受けましょう。

腰でも起こる捻挫

足関節をひねって来院された患者さんは、診察とX線検査のあとに捻挫と聞かされると、ホッとする方がほとんどです。骨折をしているかもしれないという不安に対して、靭帯や関節包の損傷である捻挫と診断されると、安心するのでしょう。

一方で、腰を痛めた患者さんに「椎間関節の捻挫です」と説明すると、怪談な顔をされることがしばしばです。腰が捻挫する？　動けないほど痛いのに捻挫？　骨折や神経痛ではないの？　と、むしろ診断に不安を覚える方が少なくありません。足関節の捻挫ならどちらかの足でかばえますが、腰の捻挫の場合は体の中心なので、何をするにも激痛が走ることが多いのです。しかし腰でも捻挫であれば、足関節や手関節の捻挫と同じことだと考えて過剰に不安を抱かないようにするのが大事です。「ケガ」だと納得してください。時の経過とともに痛みも徐々に和らいでいきますが、2～3日ぐらいでは治らないことも理解してください。ただ、軽い捻挫でも炎症が加わってケガをした時より、むしろ痛みが強くなることもあります。

痛みに応じて経口あるいは湿布などの消炎鎮痛薬を使用し、激痛の場合は注射やコルセットなどを組み合わせて治療します。痛くても少しずつ動かすことが大事です。痛みが少なくなるのに合わせて左右前後に動かす体操を徐々にアップしていきましょう。

急性、慢性で異なる腰痛の対処法

　腰痛は、患っている期間で急性と慢性に区別され、発症して4週未満の腰痛を急性腰痛、4週以上3カ月未満だと亜急性腰痛、3カ月以上続く場合は慢性腰痛と定義されます。ただし、腰痛に限らない一般的なケガや炎症の場合は、急性と慢性の日数による定義は、はっきりとは定まっていません。炎症の場合は1～2週未満だと急性、4週以上続くと慢性、ケガの場合は1～2週未満を急性、3カ月以上続く場合は慢性と私なりに考えています。

　急性腰痛でも慢性腰痛でも痛みや炎症などの原因は様々ですが、急性の場合は、痛み止め（消炎鎮痛薬）の湿布や飲み薬、坐薬、注射などを用いることで、炎症を早く抑えることができます。つまり、急性で痛みが強い時は、副作用に気をつけて上手に消炎鎮痛薬を使用すれば、炎症の鎮静化とともに痛みの軽減が期待できます。これに対し、慢性の場合は、急性の場合とは異なり、消炎鎮痛薬だけでは痛みがなかなか軽減しません。その理由は、慢性の腰痛は炎症だけでなく、老化現象や神経痛、筋肉などの疲労、運動不足、冷え、血行障害、ストレスなど、様々な要因が複雑に絡んで生じるからです。慢性腰痛には体操がとても有効なことが分かっています。体操の種類や回数も関係ありません。じっとしないで、いつでもどこでも簡単でよいので体操を心掛けてください。

腰痛予防になる座り方・寝方

ずっと同じ姿勢を取り続けていると、腰痛を起こしやすくなります。これからテレワーク用に机や椅子を買う方は、高さを自由に調整できるものを選ぶべきで、最も疲れない、ストレスのない位置や高さを自分で探しましょう。ただし、体を片方に傾けすぎたり、体をねじったままにしたり、足を組んだままにしすぎると、首や腰、肘、手などに負担がかかってしまうので要注意です。また、ずっと同じ姿勢を続けていると、腰の筋肉が緊張した状態が続き、筋疲労を起こして姿勢性腰痛が生じます。時々背伸びやストレッチをしたり、定期的に部屋をウロウロしたりするなどして、同じ姿勢で居続けるのを避けるようにします。

寝る時は、横向きで軽く腰と膝を曲げた状態で寝るのがお勧めです。上向きで寝たい時は、膝の下に柔らかいものを入れて膝と股関節を少し曲げ、腰を軽く曲げた状態にします。うつ伏せは腰痛になりやすいので避けましょう。寝返りは筋肉や関節が硬くなるのを防ぐため、腰痛予防には大切です。寝返りのしやすい寝具を選ぶようにしてください。寝具は柔らかすぎても硬すぎてもよくないのですが、誰にどの寝具が合うかは、なかなか一概にはいえません。とにかく寝返りがしやすいということを、寝具を選ぶ時の1つの基準にしてください。

腰痛は仰向けに寝るのがよい？

まっすぐ上を向いて寝るのは、何となく正しい寝方のように思えますが、腰痛持ちの方は、横向きになり、腰や股関節、膝の関節を少し曲げた状態で寝るのがベストです。うつ伏せ寝は腰を反って寝るので、かえって腰痛をひどくする恐れがあります。うつ伏せ寝が好きな方は、少し斜めのうつ伏せで寝るクセをつけて、徐々に横向きに寝るようにしていきましょう。

また、寝返りが少ないと腰の筋肉や関節が硬くなり、さらに腰の筋肉が圧迫されて血液や体液の循環を妨げ、腰痛になりやすくなります。寝返りは寝ている間にも、体をほぐす体操を無意識にしてくれているのです。そして、寝具を選ぶ時も寝返りが打ちやすいものを選ぶのが大事です。掛け布団は軽いものにして、実際に選ぶ時は上向きだけでなく横向きでも寝るなど、様々な寝方で自分に合うかどうかを吟味しましょう。また、柔らかすぎる敷き布団やマットレスは寝返りがしにくいので、腰痛が起こりやすくなります。

とはいえ、なかにはどうしても上向きでないと眠れない方もいます。そうした場合は、膝の下に座布団やクッションのような柔らかいものを入れて、膝や股関節を軽く曲げて、腰が少し曲げられる状態を作りましょう。この場合は真横に寝返りができないので、左右斜め横に寝返りを打てれば大丈夫です。

腰痛は遺伝する？

人間の約85％が生涯に患うといわれる腰痛。２０２２年度の国民生活基礎調査でも、腰痛の有訴者率（人口１０００人当たりの割合）は男性・女性とも第1位となっており（2位は肩こり）、もはや国民病といっても過言ではありません。腰痛の1つの原因である腰椎椎間板ヘルニアには最近の研究で遺伝的要素があることが分かってきました。とはいえ、腰椎椎間板ヘルニアは生活習慣や仕事、姿勢、体重などの要素がかなり大きいため「遺伝病」とはいえません。親に腰椎椎間板ヘルニアがあれば、子どもも似たような椎間板ヘルニアになることもありますが、そうでない場合も多々あるので心配はしないことです。

腰痛の対処法として、坐骨神経痛には薬が有効ですが、慢性の腰痛には安静よりもストレッチなどの体操が一番大切であることが分かっています。腰を前後左右に動かす体操をしてください。私も54歳の時に腰の手術を受けましたが、患者さんと一緒に1日10回以上体操をしているので問題なく日常生活を送っています。遺伝子の研究は日々着実に進んでおり、今まで分からなかった多くの病気に遺伝子が関連していることが判明しています。しかし、遺伝の要素があるからといって必ずしも発症するわけではないので、過剰に恐れずに日々を過ごしましょう。

腰痛に効く体操

急性腰痛の少し治りかけの時期や慢性腰痛でお悩みの方にお勧めなのが、体と腰の緊張をほぐす体操です。背もたれのある椅子に座って行うと安全です。まずは椅子に座って腕を上げて両手を組み、手のひらを上に向けて伸ばします。伸ばしきったら、腰をゆっくりと左右に曲げる体操を2～3回行います。腕が上がらない方は、胸の前で両手指を軽く組んで、体をゆっくりと左右に曲げてください。次に、胸の前で両手を軽く握って、腰を左右にゆっくりとひねる体操をします。少し痛いくらいまでひねるのがポイントです。頭は、一緒にひねっても残したままでも大丈夫です。最後に、両手を膝の上に置いて、体を前に倒す体操を行います。無理に体を深く倒しすぎると、骨粗しょう症の方は圧迫骨折を起こす可能性があるので、倒しすぎないほうが安全です。体を起こしたら、今度はゆっくりと腰を反っていきます。無理のない範囲で、少し痛みを感じる程度まで反らしましょう。

これらの体操は誰でも簡単に行うことができ、しかも腰痛の治療にも予防にも効果的です。腰痛体操は100種類以上あるとされていますが、腰痛診療ガイドラインによると、体操の種類や回数による効果の差はありません。痛いからといって安静にしすぎず、激痛が少しでも治まったら、ゆっくりでよいので、体操を行って改善に取り組みましょう。

慢性腰痛は、安静にすべきか？

3ヵ月以上続く慢性の腰痛は、安静にせず、ストレッチやウォーキングなどの適度な運動や体操をしたほうが早く治ります。日本整形外科学会と日本腰痛学会が発刊した腰痛診療ガイドライン2019で、慢性腰痛には運動療法が非常に効果的であると示されました。原因がはっきりしない、あるいは重篤でない場合は、体操やウォーキングをすることで慢性腰痛を治していきましょう。また腰痛診療ガイドライン2012年では、腰痛体操の種類によっては効果に差がないと示されているので、椅子やベッドの端に座って腰を左右に傾けたり、ひねったり、前後に曲げたり反らしたりするとよいです。初めは痛くても少しずつ体操の程度を強めていきます。ただし、動きが急すぎると腰の痛みをさらに悪化させるので、ゆっくり行いましょう。ストレッチにかける時間は1回数秒～10秒ほどで、これを1日数回、時間が空いたタイミングで気軽に行います。

慢性腰痛の場合、肉体的だけでなく、精神的にもダメージを受けます。体を動かすのが億劫に感じることもあると思います。しかし、安静にしすぎると次に動く時に痛みが強くなってしまうので、可能な範囲で動くことが大事です。動作をゆっくりするように心がけます。

リハビリとは肉体的、精神的にもとの健康な体に戻す、という意味です。体操やウォーキングでもとの健康な体、腰に戻しましょう。

朝、腰が痛いのは仕方ない？

　朝、起きた時に腰が痛いことはよくあります。起床後すぐに顔を洗う際に腰をかがめたら、腰に痛みが走ったという人も少なくないと思います。しかし、これは年を重ねていくと、誰にでも起こり得る症状です。夜、寝ている間に腰の関節や筋肉が硬くなります。朝になって動き始める際に感じるギシギシとした痛みは、必ずしも病気というわけではありません。とはいえ、朝目覚めた時の腰の痛みも、なかなかキツイもの。ベッドや布団の中で背伸びをして、そのまま体を左右にゆっくりひねって、少しでも体操をしてから起きるように心がけてください。パッと急に起き上がると、腰痛をきたしやすくなります。夜に尿意で目覚めて急いでトイレに行く時に腰痛や膝痛が起こるのもこれが原因です。

　朝の腰痛がすぐ治る場合は、たいていは大きな問題はありません。ただし3～4日以上、痛みがいつまでも腰の同じ部位に起こり、起きてからすぐに軽減しない場合は何かの病気が生じている可能性があります。さらに痛みの強さが増すようであれば、整形外科を受診してX線検査などを受けてください。「たいしたことない」といわれたら心配する必要はありません。なお、痛みが強い場合は、薬や湿布を用いて治療していきますが、朝に限らず日中、いつでも体操やストレッチを行う習慣をつけると腰痛予防になります。

疲労性・姿勢性腰痛とは?

人間の体重の5分の3は上半身にあるので、それを支える腰椎と筋肉の負担は相当なものです。寝ていない限り、立っていても座っていても腰の筋肉が上半身を常に支え続けなければならないのです。そして、長時間歩いたり、繰り返し同じ作業をしたりしたあとに起こる筋肉の疲れや炎症による腰痛は「疲労性腰痛」といいます。また、同じ姿勢を続けたことで生じる筋肉の血行不良などが原因の腰痛を「姿勢性腰痛」といいます。座っていると楽なように思いますが、パソコンを相手に長時間同じ姿勢で座る、長時間運転をすると腰の筋肉がこわばり、血行が悪くなります。「疲労性痛」と「姿勢性腰痛」は、どちらも「だるい」「張った感じ」のような鈍痛が特徴的で、両方とも最近認知され始めた病名といえます。

最近はテレワークが増えていますが、運動をせずに長時間座り続けたことで「腰痛や肩こりがひどくなった」という声もよく聞きます。座ったままで背伸びをしてそのまま左右前後に体をひねる、あるいは時折立ち上がり、無理のない範囲で体操やストレッチを行いましょう。1時間に1回を目安にします。腰痛が激痛の場合は安静も仕方ありませんが、痛くても少しでも動いて生活することが結果的に早く治ります。急性腰痛は、最初から少しずつ動くほうが早く治ることが、2012年の腰痛ガイドラインで示され、治療の概念がガラッと変わりました。

腰痛の心得① 40歳を過ぎたら中古車と考える

様々な整形分野の中でも、私は腰痛に関心があります。よく勉強し、治療や手術も行ってきました。一方で、私自身も30歳の頃から腰痛持ちでした。X線検査で背骨に異常はなく、1～2日経てば痛みも自然と治まっていました。30代半ばからは右足のしびれと痛みが起こり始め、MRI検査で小さな椎間板ヘルニアが見つかりましたが、痛みが続くわけでもないので、こういうものだと放置していました。40歳を過ぎると腰痛や下肢痛の頻度が多くなり、X線検査で腰椎が前方にズレる「すべり症」が出てきました。この頃は神経を元気にするビタミンB_{12}を服用しつつ、仕事やゴルフを普通にこなしていましたが、45歳になると通勤電車でじっと立つのがつらくなり、50歳を過ぎるとすべり症がさらにひどくなり、ゴルフもへっぴり腰に。そして54歳の時、右足の筋力低下をきたす運動麻痺を生じて、ついに手術を受けることを決意しました。運動麻痺は、放置すると治らなくなる可能性があるからです。

腰痛に限りませんが、忘れてはならないのが老化現象です。どんなにたくましい人でも5年経てば、それだけ体が老いて腰椎も関節も筋肉も傷んできます。そのため、40歳を過ぎたら「自分の体は新車ではなく中古車なのだ」と自覚することが大事です。日々のメンテナンスを怠らず、体をいたわってください。

腰痛の心得② 思い込みによる腰痛に注意

多くの日本人が肩こりに悩まされているのは、国民的に筋肉の疲労を「病気」と思い込んでいるからだと、私は考えています。それと同様に、腰痛も思い込みで治らないことがあります。脳の勘違い、思い込みを他人が治すのは難しく、自分でそう気付いてもらうしかないからです。戸澤洋二氏著『腰痛は脳の勘違いだった』や夏樹静子氏著『腰痛放浪記 椅子がこわい』などを読んでいただければ、ひどい腰痛の一因として思い込みがあり得ることを分かっていただけると思います。

「腰」はにくづき（月）にかなめ（要）と書きます。昔から腰が重要だと人々は感じていたのでしょう。腰は1つしかないので、一度痛みが発生するとかばうことができず、何をしても痛いので不安にさいなまれます。また、再発を過度に気にする人も多く、腰痛で来院される患者さんに病気の原因と治療方法を説明したあと、「再発しますか？」と聞かれることが少なくありません。そのような時、私は「風邪が治ったのにすぐにまた風邪が再発することを心配する人はほとんどいない」と説明しています。腰痛が完治しにくい病気であることは確かですが、だからといって思い込みや不安を強めると、それが原因で悪化する恐れもあります。腰痛を招いてしまう生活の悪習慣は取り除きつつ、過度に不安がらないよう心がけてください。

腰痛の心得③　温めたほうがよいが風呂は注意

　打撲や捻挫などのケガで、毛細血管が切れて内出血した時に温めると、血行がよくなりすぎて内出血が増え、腫れが増してしまうため、ケガをした直後は少し冷やして血管を収縮させ、内出血を減らして腫れを抑えます。ただ、冷やしすぎて凍傷にならないように気をつけてください。打撲や捻挫をして1～2日経つと内出血が止まります。これ以降は逆に温めて血行をよくし、組織の活性と再生を促します。組織に酸素や栄養を補給し老廃物を捨てるためには、血行がとても大事です。腰痛も、慢性の場合は温めたほうがよいのは当然として、いわゆるぎっくり腰のような急性の場合でも最初から温めたほうがよいのです。腰椎の奥の捻挫でも、表層の筋肉がこわばっているのを最初から温めてほぐすことで、痛みが早く治るからだと私は考えています。

　このように、腰痛は温めることが効果的ですが、風呂では注意が必要です。家の風呂はたいてい小さいので、同じ姿勢でかがんだ格好で湯船に浸かったままだと、立ち上がる時にギクッと腰痛を発症することがあります。風呂に浸かって筋肉を癒し精神的にリラックスするのは腰にもよいのですが、同じ姿勢で長時間浸かることは避けてください。長く浸かるなら、時折背伸びをし、腰を左右にひねって動かしましょう。

腰痛の心得④ 筋肉の疲労で腰痛は起こる

腰痛で来院された患者さんに「腰の後方にある脊柱起立筋《せきちゅうきりつきん》の疲労、あるいはそれが高じた炎症が痛みの原因です」とお伝えすると、炎症を起こすような原因が思い当たらず「なぜ、炎症が起こったのですか？」と聞かれることが多々あります。しかし、人間の体重の約5分の3は上半身にあり、その重い上半身を支えるために寝ている時以外は、起きて歩くだけでも腰の筋肉や関節にはかなりの負担がかかっています。そのため、上半身をかがめたり、ひねったりするだけでも、腰の筋肉や関節に疲労や炎症が起こり得ます。「いつもと同じ生活をしているのになぜ？」と疑問を抱く方もいますが、特に思い当たる理由がなくても、起きて生活している限り痛みが起こるのは、ある意味当然のことなのです。

筋肉が疲れると「だるい」「張った感じ」「違和感」など、痛みというよりは鈍痛などの症状が出ます。立ち仕事や、中腰での仕事が長時間にわたる場合や、仕事や勉強で椅子に座る時間が長く続く時にも起こります。座っているだけでも腰の筋肉は疲労し、疲労が高じて炎症になると痛みを生じます。医師に「原因ははっきりしないが、筋肉や関節の疲労や炎症で重症ではない」と診断されたら、原因を深く追求しすぎないことも大切です。適宜体操する、同じ動作をしすぎないなど工夫をしましょう。

腰痛の心得⑤ 「姿勢性腰痛」にご用心

私が重視する腰痛の原因の1つに「姿勢性腰痛」があります。整形外科の医学書には記載されていませんが、現代社会では腰痛の大きな原因の1つだと色々なところで発信しています。私も執筆に夢中になり、同じ姿勢で何時間もパソコン作業を続けて腰痛を生じることがしばしばです。同じ姿勢を続けていると、筋肉や腰の関節に疲労や炎症を生じ痛みが発生します。じっとしているために血流が悪くなることが原因で、ある意味、肩こりに似ています。現代社会では、同じ姿勢を続けるシーンが増えています。運転やデスクに座ってのパソコン作業もそうですが、動かなくてもスマホで情報が得られる利便性もその要因の1つです。テレビのチャンネルだって、昔と違って今はリモコンで自由自在です。同じ姿勢を続けたままでも事足りる現状が、姿勢性腰痛を増やしているのです。

姿勢性腰痛の対策は、とにかく同じ姿勢を続けないことです。運転やパソコン作業の合間に適度に体を動かし、緊張した筋肉や関節を動かしましょう。授業もサッカーもボクシングも休憩があります。たとえ1分でも緊張を解いてふっと休むことで、脳も筋肉もまた復活するのです。私は会議が大嫌いですが、何時間も続く会議の時は途中で5分でも休憩を取れば会議の内容がもっとよくなるのに…と思っています。

椎間関節の痛みに注意

体を支えるのに重要な脊椎は、頚椎・胸椎・腰椎・仙骨（仙椎）・尾骨で構成されます。そして脊椎の前方には、椎間板というクッションを兼ねた関節があり、脊椎の後方には左右一対の2つの椎間関節（ファセット）があります。

腰部の脊椎は、この3つの関節で動き、さらに体重の約5分の3もある上半身を支えるので、椎間板にも椎間関節にも障害が起こりがちです。椎間関節に変形がある場合を椎間関節症、炎症があれば椎間関節炎といい、椎間関節の捻挫を一般的にぎっくり腰ともいいます。

腰痛の原因は様々で、しかもそれが重複していることもあり診断が難しいのですが、私は腰痛の原因として椎間関節性がかなり多いと感じています。腰を後ろへ反らして痛むことが多く、腰の左右の場合もあれば、片方の場合もあります。反らして腰の左右が痛む場合はもちろん、片方だけが痛む場合は、この椎間関節が原因の可能性が高いといえます。

椎間関節の痛みは、しばしば殿部まで放散します。そのため、整形外科医でも椎間板ヘルニアによる根性《こんせい》坐骨《ざこつ》神経痛《しんけいつう》と誤解する場合があります。椎間関節の捻挫や炎症は、例えば足関節の捻挫や炎症と同じように考えましょう。最初は少し安静にして消炎鎮痛薬などを使います。そして、体操などを行い、徐々に普段の生活に戻していきます。

腰椎椎間板《ようついついかんばん》ヘルニアとは

　椎間板は、脊椎の椎体と椎体の間でクッションと関節の役目を果たす軟骨の一種で、椎間板が飛び出すのがヘルニアです。脱出、飛び出すという意味をラテン語ではHernia（ヘルニア）といいます。椎間板が飛び出しても、それだけなら腰痛だけですが、神経を圧迫すると痛みやしびれ、運動麻痺などが生じます。これが根性坐骨神経痛《こんせいざこつしんけいつう》です。

　ところで、日本では椎間板ヘルニアという病名を怖がりすぎる人が多い印象を受けます。脳ヘルニア、臍《さい》ヘルニア、鼠径《そけい》ヘルニア（脱腸）など、飛び出す部位は色々あり、椎間板が飛び出すというだけの意味なので、怖がらず症状に応じた治療をすればよいのです。部位は第4腰椎と第5腰椎間に一番多く、その次に第5腰椎と仙椎間に多くみられます。症状は、腰痛と坐骨神経痛の下肢痛ですが、多くは片側の下肢痛をきたします。ヘルニアが大きい場合は両方の下肢痛をきたすこともあり、下肢痛はしびれやだるい感じ、突っ張る感じの場合もあります。また、腰痛が主で下肢痛が少ない時や、下肢痛が主で腰痛がほとんどないこともあって、診断に注意を要することもあります。診断は、神経学的所見とX線検査からある程度予測できますが、MRI検査で部位と程度を確認します。側方ヘルニアといって、ヘルニアが脊柱管の中ではなくて側方に出ている場合は、診断がつきにくい場合があるので注意が必要です。

腰《よう》椎《つい》椎《つい》間《かん》板《ばん》ヘルニアとの付き合い方

腰椎椎間板ヘルニアの多くは、保存的に治療できます。下肢の運動麻痺がある場合、排尿・排便障害がある場合や痛みが強くて日常生活に支障が大きい場合だけ手術をします。

まず、この病気に対する意識が大切です。「治るのかな？」「将来もずっと腰痛や下肢痛に悩むのかな？」「仕事を続けられるかな？」などの不安があると思います。将来どうなるのかとの心配があって当然ですが、ほとんどの場合、手術をしなくてもよくなることを知っていただきたいと思います。また、再発するのではと心配するかもしれませんが、再発するかしないかは分からないので、あまり心配しないほうが得です。風邪を引いて治ったあと、再発するかなと悩む人はあまりいないと思います。再び風邪を引いたら治せばよいのです。

飛び出した椎間板が神経を圧迫していても、神経の炎症が鎮まれば痛みは軽減します。例えば、口内炎は痛いものですが、炎症が治まれば歯が頬に当たっても痛みを感じなくなります。靴ずれも痛くて歩けないこともありますが、炎症が治まれば靴が当たっていても平気になります。腰椎椎間板ヘルニアは、症状が強ければ安静にしてもよいのですが、安静にしすぎると日常生活に復帰するのが遅くなる傾向にあります。色々な治療をしながら少しずつでも、ゆっくりと生活していくほうが早く治ります。完治を目指さず、仲良く付き合う感じです。

手術ナシで治る！「腰《よう》椎《つい》椎《つい》間《かん》板《ばん》ヘルニア」

椎体（背骨）の上下の間にはクッションと関節の働きをする椎間板があり、これが後方に脱出して神経根を圧迫して炎症を起こし、腰痛や坐骨神経痛である下肢痛が生じる病気を「腰椎椎間板ヘルニア」といい、ほとんどの場合は手術をしなくてもよくなります。安静にしすぎると日常生活に戻るのが長引いてしまうので、ゆっくりと生活することが大事です。

下肢の神経痛が初期で神経根の炎症が主な原因の時は、腫れと痛みを抑える消炎鎮痛薬を使います。末梢神経を元気にするビタミンB_{12}は飲んでおいたほうがベターです。神経痛が長引き慢性になると、神経の炎症は治まっているのに神経が傷んで痛みを出すことがあります。この場合はプレガバリンやミロガバリンなどの神経障害性疼痛治療薬を使います。下肢の神経痛がひどい場合には、硬膜外ブロック療法も効果的です。

腰椎椎間板ヘルニアで手術をする必要があるのは、どうしても急ぐ必要のある場合、下肢の動きが悪い運動麻痺がある場合、尿や便が出にくい場合などです。内視鏡手術も普及してきました。また最近、椎間板に注射して溶かして治す、ヘルニコアという薬が特定の病院で使えるようになりました。しかし、これらの新しい治療法も必ずしもうまくいくとは限りませんので、主治医とよく相談して治療法を決めてください。

腰椎椎間板《ようついついかんばん》ヘルニアの治療法①

椎間板ヘルニアによる腰痛はどのように対処して治療すればよいのでしょうか。

下肢のしびれや痛みや麻痺のない腰痛には、様々な原因があります。X線検査やMRI検査で腰痛の原因が椎間板ヘルニアだと診断された場合は、一般的な腰痛の対応や治療を行い、まずは腰にかかる負担をできるだけ減らすことを心がけます。前屈して重い物を持つことをなるべく減らす、同じ姿勢を続けない、1時間に1回程度前後左右に軽く体操をするなどです。しかし、宅配や引っ越し、介護に携わっている人は、どうしても重い物や人を前屈の姿勢で抱えることになります。国内では労働中の病気全体の実に6割が腰痛であり、仕事中の負傷の8割を腰痛が占めています。

神経を圧迫して、しびれや麻痺を起こすと問題が大きいのですが、腰痛だけの場合は椎間板ヘルニアと診断されても深刻に考えないようにしましょう。腰痛は椎間板ヘルニアだけでなく関節や筋肉などの炎症や捻挫も絡み、必ずしも原因が1つではありません。ただ、宅配や介護に携わる人なら、たとえ1分でも途中で休んで腰を伸ばして体操をする、コルセットを適宜使う、膝を少し曲げて左右の足を前後にずらして物や人を持つなどの工夫をしてください。

腰《よう》椎《つい》椎《つい》間《かん》板《ばん》ヘルニアの治療法②

坐骨神経痛のない椎間板ヘルニアによる腰痛の治療は、症状が少なければ必ずしも治療をする必要はなく、腰を冷やさずコルセットを適宜使って回復を待ちます。コルセットは長く着けすぎると筋肉が弱るので痛い時、仕事をする時だけ使うようにします。腰の牽引の効果は医学的にはっきりしておらず、私のクリニックには腰椎牽引の器機は置いていません。

腰痛が強ければ軽い体操をしつつ、湿布や塗り薬などの外用薬を使い、痛み止めを服用します。最近は、様々な鎮痛薬が使えるようになっており、2019年腰痛ガイドラインには、急性腰痛にはボルタレンやロキソニンなど、慢性痛にはデュロキセチン（サインバルタ）が第1選択薬として勧められています。ただ、ボルタレンやロキソニンなどは、直接患部の炎症を抑えてくれる一方、胃潰瘍などの心配もあるので短期間服用するようにしましょう。

薬に関しては、整形外科の医師とよく相談して使ってください。腰痛が生じて1カ月以内の急性腰痛は治りやすいのですが、3カ月以上続く慢性腰痛は簡単には治りません。急性腰痛でも慢性腰痛でも、軽い体操が効果的なので1日数回、数十秒、いつでもどこでも適当に体操をしてください。なお、下肢の麻痺がない場合で腰痛だけの椎間板ヘルニアなら、手術はしないほうがベターです。

根《こん》性《せい》坐《ざ》骨《こつ》神《しん》経《けい》痛《つう》①

腰椎の部分で坐骨神経が圧迫される場合が「根性坐骨神経痛」で、坐骨神経が腰椎を出てから殿部や太ももで圧迫される場合を「坐骨神経痛」と区別しています。根性坐骨神経痛の原因としては、腰椎椎間板ヘルニア、腰部《ようぶ》脊柱管狭窄症《せきちゅうかんきょうさくしょう》、腰椎すべり症など色々あります。椎間板ヘルニアは若年や中年に多く、年齢とともに骨や靱帯などの変形や肥厚による脊柱管狭窄症が増えます。治療で神経の圧迫を取り除けるならよいのですが、なかなかそうはいきません。しかし、その場合でも薬や注射などを適宜使えば症状が軽減します。

私は腰痛と神経痛の治療を分けて考えています。腰痛は様々な原因が複雑に絡むことが多く、薬剤だけではなかなか対応できず、生活する上での注意や体操などを組み合わせて治療します。これに対して神経痛は薬剤が治療のメインで、急性期には神経が圧迫される部位に炎症が起こっているので、ボルタレンやロキソニンなどの局所に効く消炎鎮痛薬を服用します。炎症や痛みが激烈な場合は、短期間ステロイドホルモンを服用する場合もあります。末梢神経を元気にするビタミンB_{12}を服用するとなおよいです。神経障害性疼痛治療薬のプレガバリンやミロガバリンを少量から効果があるまで上手に増やしていきます。そのほかにも薬剤があるので、主治医と相談して組み合わせて服用してください。

根性坐骨神経痛《こんせいざこつしんけいつう》②

内服薬で痛みやしびれが軽減しない場合は、腰椎の中の脊柱管に麻酔薬を注入する硬膜外ブロックが効果的です。数回すると根性坐骨神経痛が軽減することが多いです。痛みやしびれだけなら内服薬や硬膜外ブロックなどで上手に生活を維持できれば、手術をしなくてもよいでしょう。しかし、下肢の筋力が低下する運動麻痺が生じた場合や神経麻痺で排尿・排便に支障がある場合には、手術で神経を解放しないと回復しにくいため、早めに手術を受けることをお勧めします。何かにつかまり、片脚のつま先立ちができるか、つま先を上げるかかと立ちができるかを左右の足で調べ、できなければなるべく早く整形外科に相談してください。

私は30歳頃から腰痛があり、椎間板ヘルニアからさらにすべり症と腰部脊柱管狭窄症になり、両下肢のしびれと痛みが20年以上ありました。しかし、鎮痛薬やビタミンB_{12}でほぼ普通に生活していました。54歳の時に右下肢の運動麻痺に気づき、すぐに手術を受けました。経過は良好でしたが、65歳時に別の部位の椎間板ヘルニアで再び右下肢の麻痺が生じて、2回目の手術を受けています。現在67歳ですが、外見上は腰の手術を2回受けたとは思えないくらい元気だと思います。手術はしなくてよいならしないほうがよいのですが、場合によっては早い手術の決断も必要になります。

ヘルニアに起因しない坐《ざ》骨《こつ》神《しん》経《けい》痛《つう》

坐骨神経は、腰椎から出て足まで伸びる長い神経です。ややこしいのですが「根性《こんせい》坐骨神経痛」と「坐骨神経痛」と2つの病名があります。原因が「腰椎椎間板ヘルニア」など腰椎の根元の場合を「根性坐骨神経痛」、腰椎を出てから神経痛が起こる場合を「坐骨神経痛」といいます。殿部の筋肉が坐骨神経を挟むのが原因の「梨状筋《りじょうきん》症候群」が有名ですが、私の経験では固い椅子に長い時間座り続け坐骨神経が椅子と大腿骨に挟まれてしびれを起こすほうが多いと思います。腰椎MRI検査でヘルニアなどの異常がない脚のしびれの場合には、この原因による坐骨神経痛を考えます。全体の約30％が根性以外の腰椎を原因としない坐骨神経痛という説もあります。脚のしびれや痛みでMRI検査をしても原因が分からない場合は、固い椅子に座る時間が長くないか考えてみてください。

梨状筋症候群の場合は、脚を外へひねる外旋位を続けると神経痛が生じます。この根性でない坐骨神経痛は原因が見つかりにくいのでスッキリしません。しかし、脚を外旋しすぎないとか固い椅子に長時間座らないなど注意して、神経痛の対症療法（原因を治すのではないけれど症状を軽減する治療）としてビタミンB_{12}や神経障害性疼痛治療薬であるプレガバリンやミロガバリンなどを服用し、痛みやしびれが軽減すればそれでよいと思います。

腰部《ようぶ》脊柱管狭窄症《せきちゅうかんきょうさくしょう》とは？

近年、高齢化によって患者数が増加している腰部脊柱管狭窄症。椎間板ヘルニアや骨の変形、腰椎すべり症、靭帯の肥厚などによって脊髄（馬尾）神経や神経根が圧迫され、炎症や神経の血流障害が生じる病気です。

歩き出してしばらくは平気ですが、やがて腰やお尻、下肢にしびれや痛みが生じ、立ち止まってしまいます。しゃがんで背中を丸くする、前屈するなどして休めば、再び歩けるようになりますが、この病気があると長い距離を続けて歩くことができません。こうした症状を間欠性跛行《はこう》といい、動脈硬化による下肢動脈の閉塞（閉塞性動脈硬化症）でも生じます。こちらは体の姿勢に関係なく発症しますが、腰部脊柱管狭窄症の場合は、背筋を伸ばして立った時にも、太ももや膝から下にしびれや痛みが生じます。脊柱管（脳から体への神経の通り道）を広げると楽になるので、しゃがむ、背中を丸くすると症状が軽くなります。

治療薬としては、神経組織を障害から回復させるのに有効なビタミンB_{12}、神経の血行をよくする薬剤などが用いられ、馬尾神経を覆う硬膜の外側にある硬膜外腔に麻酔薬を注射し、神経の炎症を抑えて痛みを除く硬膜外ブロックも、有効な治療法の1つです。ただし、薬やブロックなどをしても症状が改善されず、日常生活に支障をきたす場合は手術を行います。

間欠性跛行《はこう》

歩き出してしばらくすると殿部や脚に痛みやしびれが生じて歩けなくなり、休むと再び歩けるようになる、こうした症状を「間欠性跛行」といいます。二大原因として、腰椎すべり症や変形性脊椎症などで腰椎の中の脊柱管が狭くなり、馬尾神経や神経根の血流障害で生じる「腰部脊柱《ようぶせきちゅう》管狭窄症《かんきょうさくしょう》」と高脂血症や糖尿病などで動脈硬化が起こり、下肢の動脈の血流が悪くなる「閉塞性動脈硬化症」があります。腰の脊柱管は腰を反らすと狭くなり、前へ曲げると広がるため、腰部脊柱管狭窄症の場合は、自転車に乗って背中が曲がった状態やスーパーでカートを押した前傾姿勢だと走ったり歩いたりするのが楽になります。一方、閉塞性動脈硬化症の場合は、背中の姿勢には影響されず、どの姿勢でも歩くと下肢の血流が悪くなり立ち止まります。

腰部脊柱管狭窄症と下肢動脈閉塞症では検査も治療も異なります。腰部脊柱管狭窄症は整形外科で下肢動脈閉塞症は血管外科で治療をします。腰部脊柱管狭窄症は約2対1で男性に多く、動脈閉塞症は女性より男性が約6倍多いです。私は間欠性跛行だけでなく、下肢のしびれや痛みのある男性の患者さんには、必ず足の動脈が触れるか調べます。閉塞性動脈硬化症を疑い血管外科を紹介し血管のバイパス手術を受けて「元気に歩けるようになった」と多くの患者さんに感謝の言葉をいただきました。

腰椎分離症《ようついぶんりしょう》・腰椎すべり症

10代に多い腰椎分離症は、腰椎の後ろにある椎弓《ついきゅう》という部分の上下の関節突起間の疲労骨折と考えられており、第5腰椎に多くみられますが、他の腰椎に及ぶこともあります。また、左右両方ではなく片側だけとか、多椎間性の場合もあります。成人でも腰痛持ちの10人に1～2人は分離症だといわれています。腰椎X線写真の斜位像で診断がつくことが多く、CTで診断が確定する場合もあります。10代の場合は、コルセットなどで固定すれば分離部が骨癒合することもありますが、成人の場合は骨癒合しません。とはいえ慢性期の場合は腰痛もあまり強くありません。

痛い時だけコルセットや消炎鎮痛薬を使用し、日常生活は普通に過ごしても大丈夫です。スポーツも激しすぎる運動は控えたほうが無難ですが、軽いものなら継続してもよいです。分離部の痛みが強く、日常生活に支障が多い場合にのみ手術を選択します。また、分離が原因で腰椎すべり症に移行する場合もあります。椎骨が下の椎骨に対し、多くは前方へ、時には後方へズレた状態を、腰椎すべり症といいます。分離以外に先天性によるもの、加齢による変性性などが原因の場合があります。腰痛がある場合は、局所を安静にするほか、温熱療法や消炎鎮痛薬などの治療を行います。神経障害があれば、それに対する治療を行い、どうしても神経痛が強い時は、手術を視野に入れる場合もあります。

腰や背中の中央の一点が痛む「棘上靱帯炎《きょくじょうじんたいえん》」

椎骨の一番後ろの中央には、棘突起《きょくとっき》という恐竜の背びれのような骨の突起があります。この棘突起を上下につなぐのが棘上靱帯で、背骨を安定させています。背骨は胸椎に12個、腰椎に5個ありますが、必ずしも全体にまんべんなく曲がったり伸びたりしません。特に、よく曲がったり伸びたりする部位が、人それぞれにあります。それゆえに、その部位の脊椎にヘルニアや分離症、骨棘などをきたしますが、その背骨の一番後ろにある棘上靱帯も炎症を起こすことがあります。

背中や腰の中央のほぼ一点が動くと痛みを生じ、指で押さえると痛みます。背中の中央が痛い場合、椎体骨折や椎体の感染症、がんの転移もあり得ますが、それらが否定された場合は、この靱帯の炎症かもしれません。適度な体操をして靱帯をほぐし、同じ姿勢をしないようにして、消炎鎮痛薬の湿布や塗り薬を使います。

痛みが強い場合はケナコルトなどのステロイドホルモンの局所注射を数回行えば炎症と痛みが治まることがあります。比較的若い女性に多く、以前、脊椎過敏症とか棘上靱帯過敏症といわれた病気は、この靱帯の炎症だと私は考えています。「脊椎過敏症」という病名は、安易につけるべきでないといわれていますが、靱帯の炎症であれば普通に起こり得ると思います。

慢性腰痛① 急性腰痛との違い

腰痛は厚生労働省の国民生活基礎調査で、日本人の愁訴の1位を占める大きな問題です。腰痛が始まって1カ月以内を急性腰痛、3カ月以上続くと慢性腰痛といいます。急性腰痛と慢性腰痛ではかなり様相が違い、日本整形外科学会と日本腰痛学会が監修した2019年『腰痛診断ガイドライン』には、急性腰痛患者の自然経過はおおむね良好だが、慢性腰痛は急性腰痛に比べて自然経過は不良であるとされています。

急性腰痛は、例えば重い物を持って急に痛くなったとか、原因ははっきりしないが腰痛が生じて動くと痛い、寝起きが痛いなどの症状です。椎間関節の捻挫や炎症、椎間板の亀裂や筋肉の捻挫、圧迫骨折などが主な原因です。ほとんどの急性腰痛は適宜、消炎鎮痛薬の飲み薬や湿布などで痛みを抑えつつ、軽い体操を徐々に行っていけば治っていきます。これに対して慢性腰痛は、なかなか簡単には治らないことがしばしばです。

腰痛ガイドラインには、心理的社会的要因は腰痛を遷延化させる、身体的・精神的に健康な生活習慣は腰痛の予後によい、勤労者の慢性腰痛への移行に関わる危険因子として、重量物の取り扱いに従事していることや、働きがいが低いこと、身体的愁訴が多いことが報告されています。

慢性腰痛② 非特異的腰痛とは？

腰痛の原因は様々です。脊椎のどこかが傷んでいる場合以外にも、内臓・神経・血管・心因性など原因は多岐にわたります。X線検査やMRI検査などの画像や血液検査でも原因が分かりにくく、腰痛で整形外科を受診しても医師の説明が曖昧で、したがって治療もぼやけて腰痛が治りにくいことが少なくありません。

2012年の『腰痛診療ガイドライン』では、慢性腰痛の85%が原因不明で、これを「非特異的腰痛」と説明していました。その後、国内の腰痛専門家が研究を進め、2019年の同ガイドラインでは腰痛の原因の22%が椎間関節性、18%が筋・筋膜性、13%が椎間板性、11%が狭窄性、7%が椎間板ヘルニア、6%が仙腸関節性で、腰痛の75%以上は診断可能、逆に原因不明の非特異的腰痛は22%とされました。

私は、非特異的腰痛という言葉が大嫌いでした。私が開業した24年前から、診察した患者さんに病名を書いた紙を渡していました。もちろん、診断が分からないことも間違っていることもありますが、少なくとも、なにがしかの病名や原因を患者さんに書いて渡すようにしていました。確かに、腰痛は原因をすぐには特定しにくいのですが、患者さんの病歴と診察とX線検査である程度、原因を自分なりに決めていました。

慢性腰痛③　内臓性の原因

内臓の病気が腰痛の原因の場合があります。胃炎・胃潰瘍や膵炎《すいえん》で背中や腰が痛くなるケースです。腎臓や尿管結石、婦人科の子宮筋腫や子宮内膜症などでも腰痛を生じることもあります。

内臓系の腰痛や背部痛は脊椎由来の腰痛に比べて、動いた時よりも静かにしている、あるいは寝ている時に、しくしく痛むことが特徴的です。2019年『腰痛診療ガイドライン』では重篤な脊椎疾患の合併を疑うべき危険信号（レッドフラッグ）として、がんや体重減少や発熱を示しています。がんは内臓そのものや脊椎への転移も含めて、診断する医師側も患者さんも常に気をつけるべきと思います。なかなか診断がつかず、発症した時には生命に関わる病気として、大動脈瘤や大動脈解離があります。これはCTやMRI検査をしなければ、ほぼ診断できない病気ですが、腰椎や胸椎のMRI検査を診る医師は、常に大動脈も一緒に診ておくべきだと私自身にいい聞かせています。一般細菌による脊椎の感染を化膿性脊椎炎、結核菌による感染を結核性脊椎炎（カリエス）といい、合わせて感染性脊椎炎といいますが、糖尿病やがん治療や膠原病《こうげんびょう》の治療で免疫抑制剤やステロイドを使うケースが多い現在は、感染性脊椎炎も常に念頭に置くべきです。

慢性腰痛④ ガイドラインによる原因

2012年腰痛診療ガイドラインで、慢性腰痛の85%が原因不明のいわゆる「非特異的腰痛」とされました。その後、研究が進み2019年ガイドラインで非特異的腰痛は22%に過ぎず、原因は椎間関節（ファセット）性22%、筋・筋膜性18%、椎間板性13%、狭窄症11%、椎間板ヘルニア7%、仙腸関節性6%とされました。私が多数の腰痛患者を診察してきた経験から、22%の非特異的腰痛の中には、同じ動作をしすぎて生じる疲労性腰痛や、同じ姿勢を続けて血行が悪くなり生じる姿勢性腰痛があると考えます。宅配や引っ越し、介護に従事する方に多い労働災害で、最多なのは腰痛です。重い物を持ち上げてなるケガの腰痛もあれば、重い物を連続して持つことによる疲労性腰痛や、同じ姿勢で仕事をするための姿勢性腰痛も大きな原因です。これらも慢性腰痛の原因であると思います。しかし、残念ながら整形外科の教科書には疲労性腰痛や姿勢性腰痛の記述はありません。

もう1つの原因に、X線検査ですぐには骨折と診断しにくい骨粗しょう症による脊椎椎体の微小骨折があると思います。以前から腰の曲がった高齢の女性で慢性の腰痛を訴える方が多かったのですが、数年前から保険適応になった骨折予防の注射を打っていると、今までの高齢女性の頑固な腰痛が激減しているのを実感します。これは、微小骨折が減ったためだと思っています。

慢性腰痛⑤　謎の腰痛を究明する

原因不明いわゆる非特異的腰痛が、『腰痛診療ガイドライン』で２０１２年の85%から２０１９年では22%にまで絞られてきたことは前項でお話ししました。さらに残った22%には、私は疲労性腰痛や姿勢性腰痛や骨粗しょう症による椎体の微小骨折が原因の１つだと考えていることも説明しました。

私が尊敬する徳島大学整形外科教授の西良浩一先生は、脊椎の内視鏡手術では世界的に有名ですが、数多くのプロ選手やオリンピック金メダリストなどのトップアスリートの頑固な腰痛を治してきたことでも有名です。詳しくは説明しきれませんが、問診や診察が腰痛の診断に重要だという西良先生の説明は、一般の方だけでなく、整形外科医にも大変役立つ知識だと思います。私も日常の腰痛診療の参考にしていますので、少し紹介します。

腰を前屈して痛み、同時に脚にしびれや痛みがある場合は椎間板ヘルニア、脚にしびれがない場合は腰椎椎間板性、あるいは圧迫骨折を疑います。腰を後ろに反らせて痛み、同時に脚にしびれや痛みがあれば腰部《ようぶ》脊柱管狭窄症《せきちゅうかんきょうさくしょう》、脚がしびれない場合は椎間関節性や分離症を疑います。私は、さらに腰の上下に痛みがあり、前屈しても反らしても痛い場合は、筋肉性の原因があると考えています。

腰痛に関する一考

整形外科学会や腰痛学会が編集する腰痛ガイドラインでは、腰痛と神経痛をまとめて考えていますが、私は少し違う考え方をしています。

腰痛と坐骨神経痛が混じることもありますが、腰痛と坐骨神経痛とは違った病態であり、それぞれ違った治療をするほうが早く治ると考えています。腰椎は骨と関節と筋肉で構成され、内部の神経を守りながら、体重の5分の3を占める上半身を支え、さらに柔軟に動くという過酷な臓器です。四つ足から立位になった人類の宿命ともいえます。腰痛は、それゆえに様々な原因で生じます。また、それが重なり合うところに複雑さがあります。一時期「非特異的腰痛」という原因不明の腰痛が85%あると２０１２年腰痛ガイドラインで説明され、メディアでも喧伝されました。２０１９年腰痛ガイドラインで原因不明の腰痛は22%しかないとなりましたが、腰痛はX線検査や血液検査では「見えない」ことが原因を特定しにくくしているのかもしれません。しかし、整形外科を受診して診察やX線検査やＭＲＩ検査などでヘルニアや腰部《ようぶ》脊柱管狭窄症《せきちゅうかんきょうさくしょう》などがなければ、あまり心配しないことが大事です。ただし、悪性腫瘍や内臓疾患や感染、骨折を見逃さないために、やはり整形外科で一度か二度は診察と検査を受けておいてください。

足がむくむ原因とは？

血液は鉄分を含むため重く、体の下のほうに溜まり足のむくみの原因になります。ふくらはぎは、下肢の血液を筋肉のポンプ作用で心臓に押し上げることから「第2の心臓」と呼ばれています。長く立ち続けたり、座り続けたりすると、筋肉のポンプ作用がなくなり、血液が停滞し、下肢にむくみをきたします。整形外科領域では、片方の下肢に障害があると、動かさないために足がむくむことがありますが、多くの場合は内科的な原因で起こります。

内科的なむくみの原因としては、加齢による臓器機能低下、腎不全、心不全、肝性、低蛋白血症、甲状腺機能低下症、クッシング症候群、悪性腫瘍など、血管外科的な原因としては、下肢の深部静脈血栓症やリンパ管閉塞などの原因があります。薬剤性の非ステロイド系消炎鎮痛薬（ロキソニンやボルタレンなど）による一過性の腎機能低下でもみられます。このように下肢のむくみは内科的な原因で生じることが多いので、まずは内科で相談してください。

治療には原因となる疾患を治すことが大切ですが、まずは下肢をできるだけ上にする、寝ているなら座布団などを敷いて心臓より高くする、座っていても足を椅子の上に置いて少しでも心臓の高さに近づけるなどの工夫が大事です。長い間じっと座らず、足首を上下に動かしてふくらはぎの筋肉をポンプのように働かせるポンピングを時々行うようにしましょう。

変形性股関節症《へんけいせいこかんせつしょう》

変形性股関節症は、股関節の軟骨がすり減ったり、骨が変形したりする病気です。女性に多いのが特徴で、原因が明らかでない一次性と、原因がある二次性があります。一次性は加齢による変化と考えられます。日本では二次性が多いといわれてきましたが、一次性の変形性股関節症も増えています。二次性の原因には、先天性股関節脱臼や臼蓋形成不全、化膿性股関節炎、結核性股関節炎、股関節の骨折などがあります。

股関節ではなく大腿や殿部、腰部に痛みが出る場合もあります。腰痛で来られた患者さんが腰椎のX線検査で異常がなく、実は変形性股関節症だったということも少なくありません。診断時に股関節症を少しでも疑えば、股関節のX線写真で診断がつきます。また、病状が進行すると股関節の可動域が悪化し、跛行《はこう》が起こる場合もあります。

治療の基本は、体重のコントロール、跳んだりする運動をしない、杖をつくなどの生活指導になります。痛みや変形が少ない初期段階では、股関節周囲の筋力を鍛えるほか、関節可動域を維持するなどのリハビリに取り組みます。消炎鎮痛薬で痛みを抑えすぎると、関節の破壊が進んでも我慢できるようになってしまうため、主治医とよく相談して服用しましょう。変形や痛みが強い場合は、人工関節手術という成績が安定して優れた選択肢もあります。

股関節部分が痛くなる大腿骨頭壊死症《だいたいこっとうえしし ょう》

大腿骨頭壊死症は、大腿骨の骨頭部分の骨が壊死し、変形と痛みと可動域制限を起こす病気で、日本国内で年間2000～3000人が新たに発症しています。骨折などの外傷やダイビングによる血管の空気塞栓、ステロイド治療、アルコール多飲、放射線治療時に併発するなど、原因が分かっている症候性や、明確な原因が分からない特発性があります。

自覚症状としては、変形性股関節症が徐々に痛みを生じてくるのに対して、比較的急に生じる股関節痛が特徴的です。初期の場合は、壊死の範囲が小さければ痛みが少なく、また、X線検査では分からず、MRI検査でようやく判明することもあります。

壊死の部分が少なく、まだ関節面が崩れていない時には、保存的な治療を行います。荷重がかかる動作や作業を制限し、状況によっては杖や松葉杖を使用します。階段や段差は、ゆっくりと下りましょう。筋力や可動域を維持するためのリハビリも行い、その結果、手術をしないで生活できることもあります。

壊死が進行して大腿骨頭の関節面が陥凹《かんおう》すると骨盤の臼蓋側にも変形が生じ、変形性股関節症の状態に似てきます。痛みが強くて日常生活にも支障が出る場合は、病態に応じ、骨切り術、回転骨切り術、人工骨頭置換術、人工股関節置換術などの手術も必要になります。

五十肩同様に起こる「五十股」

肩関節の骨や軟骨には異常がないのに、周囲の筋肉や靭帯、腱に炎症やケガや拘縮が単独あるいは複合して生じ、肩に痛みや可動域制限をきたす病気を五十肩（肩関節周囲炎）と呼びます。一方で、肩と同じように股関節にも「五十股（股関節周囲炎）」という病気があります。人間は二足歩行する唯一の動物ですが、四つん這いになれば肩関節も股関節もよく似た働きをします。そのため、股関節でも五十肩のような病気（五十股）が起きるのです。ただし、整形外科の教科書には、「五十股」という名称の病気は記載されていません。

しかし、外来で診察していると、この病気になる人は案外多く、私の印象では、40歳から60歳の女性に多いというイメージです。X線検査では異常がみられないものの、股関節を動かしたり歩いたりすると、股関節の前や横、後ろの筋肉に痛みが生じます。時には急性的に発症し、激痛を伴い、X線検査で石灰沈着を認める石灰沈着性筋炎のこともあります。

対策としては、消炎鎮痛薬の経口薬や湿布などで痛みや炎症を抑えながら、座ってあるいは寝て、股関節を痛い方向にゆっくりと動かすように軽い体操をするのがお勧めです。激痛の場合は、局所にケナコルトなどのステロイド注射がよく効きます。長引く場合は、変形性股関節症などの初期の場合もあるので、整形外科を一度受診してください。

太ももの外側のしびれ（外《がい》側《そく》大《だい》腿《たい》皮《ひ》神《しん》経《けい》痛《つう》・感覚異常性大腿痛）

大腿前面から外側にかけてビリビリするような痛みやしびれをきたす病気で、股関節の位置や格好によって症状が生じたり治まったりすることもあります。大腿の付け根の鼡《そ》径《けい》部《ぶ》から主に片方の大腿外側だけに痛みやしびれがあり、大腿の内側や、膝より下には症状は出ません。これは、股関節を深く曲げてしゃがむような姿勢を長く続けたり、硬いジーンズが鼡径部に食い込んだりすることで、股関節の付け根で鼡径靭帯の下をくぐって大腿に分布している外側大腿皮神経を締めつけることが原因です。

治療は、股関節を深く曲げる姿勢をなるべくしない、硬いジーンズなどが鼡径部に食い込まないように注意しながら、プレガバリン、ミロガバリンやビタミンB_{12}の服用で、たいてい症状が軽減します。稀に鼡径靭帯部の局所麻酔ブロックや、神経を締めつけている靭帯や筋肉を解離する手術が必要なこともあります。

関東地方の人が15年ほどこの症状で苦しみ、色々な医療機関を受診しても診断がつかない難病として扱われ、結局三重大学のある医師を受診してようやく診断がついたという事例があったようですが、この病気の存在を知っていれば容易に診断と治療ができて、あまり心配のない病気です。決して珍しい病気ではなく、1年に数人はこの病気で来院されます。

下肢のしびれの原因

下肢や足関節の先や指がしびれる原因は、脳の問題、腰部《ようぶ》脊柱管狭窄症《せきちゅうかんきょうさくしょう》や腰椎椎間板ヘルニアなど腰が原因の場合、膝の裏で腓骨《ひこつ》神経が圧迫される腓骨神経障害、足関節の内側で神経が圧迫されて足の裏だけでかかと部分以外がしびれる足根管《そっこんかん》症候群、足の第3・4趾《し》などの2本の指の裏側がしびれるモートン病、足の親指（第1趾）の付け根が外反（第2趾の方向に曲がること）して足の指の神経が靴などで圧迫され指の先だけしびれる場合、脊髄腫瘍や糖尿病や神経の老化など、色々あります。

原因を究明し、なるべく原因を取り除くことが第一です。女性に多いモートン病や親指のしびれは、ヒールで体重が足の先に集中し、先の狭い靴を履くことが原因の1つにもなります。ヒールが低く幅の広い3Eや4Eの靴を履くようにしましょう。治療としては、神経を元気にするビタミンB_{12}や神経障害性疼痛治療薬のプレガバリンやミロガバリンなどを服用します。男性の場合は動脈硬化による動脈閉塞が原因のこともあるので、私は中年以降の男性の脚の痛みやしびれは、必ず足の動脈が触れるかどうかを調べます。下肢の動脈硬化の疑いがあれば血管外科を紹介し、結果的に動脈閉塞症でバイパス手術を受けて元気になったと、何人もの患者さんに嬉しい言葉をいただきました。

変形性膝関節症《へんけいせいひざかんせつしょう》に注射は有効？

変形性膝関節症の痛みが強い場合は関節内注射を行う方法もあります。変形性膝関節症や肩関節周囲炎（五十肩）の治療に用いるヒアルロン酸の関節内注射は、関節軟骨の表面を保護して炎症を鎮め、関節の潤滑剤になる効果があります。粘り気がある薬剤で、皮膚や目、関節軟骨や関節液に含まれる成分ですが、口から飲んでも効果はありません。

ヒアルロン酸の関節内注射は、膝関節や肩関節に週に一度、5回ほど注入しますが、高価で保険上の制約もあるため、6回目以降は2週間以上間隔をあけるか一度中止します。痛みがなくなれば、関節内注射を中断してもOKですが、痛みが残っている時は、回数を減らして続けることもあります。定期的にオイルを入れ替えたほうが長持ちする車のエンジンと同じようなことです。

ヒアルロン酸以外にステロイドホルモンの注射もありますが、ステロイドを何回も関節内に注射すると、かえって軟骨や骨を傷めるので、回数を限って使用します。最近では自分の血を採血して濃縮し、もう一度関節内に注入する方法など、色々な新しいタイプの関節内注射薬が開発されつつありますが、新しい方法や薬剤は発売後副作用などが出ていないかなど、しばらく様子を見てから試すのが安全です。

変形性膝関節症《へんけいせいひざかんせつしょう》と手術

変形性膝関節症で、どうしても痛みが強く生活に大きな支障がある場合は、手術も治療の選択肢の1つになります。よく行われるのが、骨切り手術と人工膝関節手術です。手術を行ったほうがよいのは、筋力のリハビリやサポーター、消炎鎮痛薬、ヒアルロン酸の関節内注射など、様々な保存的治療を行っても痛みが消えない人です。

膝関節の骨切り手術は、人工関節手術より古くからある手術法ですが、昔より固定材料や手術術式が進化して、最近再び脚光を浴びている方法です。ただし、膝関節の変形が全体に高度な場合は手術できないこともあります。人工膝関節手術は成績が安定していて、手術後に膝の痛みが大きく改善し、日常生活が随分楽になります。

ただし、手術を受ける際は、術者を選ぶ必要があります。メディアでは「神の手」的な手術をする医師が紹介されることがありましたが、手術が上手な医師は日本全国にたくさんいるので、わざわざ遠方に行って手術を受ける必要はありません。外来診療の腕は患者さん同士の口コミが役立ちますが、手術の腕は医師の口コミを信用してください。手術の腕の良し悪しは患者さんには分かりにくく、自分が手術を受けて成功したからその先生をお薦めするといっても、たまたま上手くいったことだってあるからです。

膝の表面の色々な痛みの原因

ここでは膝関節の表面に近い部分の痛みを説明します。「膝蓋腱炎《しつがいけんえん》」は、膝の前面で膝蓋骨（お皿の骨）の上にある大腿四頭筋腱や、膝蓋骨の下にある膝蓋腱の炎症で痛みが生じる病気です。ジャンプをするバレーボールやバスケットボールの選手に多いことから、「ジャンパー膝」とも呼ばれますが、普通の人でもよく起こります。

思春期から青年期に多く発症する「タナ障害」は、膝前面の膝蓋骨の内側やや下で、膝関節のカプセルの内側にあるひだが上下の骨に挟み込まれ、炎症を起こし痛みが生じます。頬の内側を歯で噛んでしまって腫れている状態に似ています。

「鵞《が》足炎」は、膝関節内側の少し足側に痛みが生じます。太ももの後ろにある「ハムストリング」という筋肉の内側が腱になり、膝の内側後方から前方に向かい脛骨の内側に付着する部分で、鵞《が》鳥《ちょう》の足に似ていることからこう呼びます。ここに炎症を起こし痛みが生じます。

そして「腸脛靭帯炎《ちょうけいじんたいえん》」は、膝の外側に生じる痛みです。ジョギングなど運動のやりすぎが原因で炎症が生じることが多く、「ランナー膝」ともいわれます。膝の使いすぎなどの原因があれば、少し制限するのが治療の原則です。湿布や塗り薬などを使用するほか、痛みが強い場合は、ステロイドホルモンの局所注射もよく効きます。

坂道を下りる時に膝が痛む理由

「階段を上る時よりも、下りる時のほうが膝が痛むのはなぜ？」という質問に対して私はいつも次のように答えています。車が坂道を上り下りする時、上りはガソリンを消費しますが、ブレーキは使わないのでブレーキパッドはすり減りません。逆に下りはガソリンを一滴も使わずに下りられますが、スピードが出すぎないようにブレーキをかけながら下ります。その時ブレーキパッドはすり減っているはずです。膝も同じで、坂の上りは筋力を使ってエネルギーを消費しますが、膝関節の軟骨がすり減ることは少なくなります。逆に下る時にエネルギーはあまり使いませんが、体が落ちる衝撃を関節軟骨が受け止めるためにすり減りやすくなるのです。膝関節は上りよりも下りのほうが傷みやすく、痛みが出やすくなるのです。

階段は素晴らしい発明で、10メートルの落差でも高さを階段で小分けすることで、あまり苦労しないで上り下りができます。しかし、一段が20センチの高低差であっても、軟骨に変形や変性があると、膝などに痛みが生じます。変形性膝関節症の患者さんが、階段や坂道を下る時に膝などに痛みを感じやすいのは、このためなのです。さらに階段の上りと下りでは危険性が異なり、下りで転倒すると転がり落ちて大ケガをする恐れがあります。階段を下りる時は、ゆっくりと行動するように心がけましょう。

膝が痛んでも正座はすべき？

膝をそろえ、たたんで座る「正座」は日本古来の座り方だと思われがちですが、実はそういうわけでもありません。江戸時代まではあぐらがほとんどで、現在は正座でたしなむ茶道も、茶の湯を大成させた千利休のころはあぐらだったそうです。正座が浸透するようになったのは江戸時代中期以降で、当時は「正座」という言葉はなく、「かしこまる」「端座《たんざ》」と呼んでいました。大名たちに足がしびれる正座をさせることで、将軍への刃傷沙汰を防いだともいわれています。正座は武士たちの作法でしたが、明治に入ると畳の普及とともに武士の作法に憧れた庶民層にも普及します。正座という言葉は１９４１年に文部省が修身の中で広めたのが始まりで、なにも正しい座り方ではありません。

正座をすると膝関節の内部の圧力が高まり、軟骨を傷めてしまいます。血流も一時的に低下するので、日本以外では「変わった座り方」とみなされています。そのため、膝に痛みや障害を抱えている方は、無理に正座をする必要はありません。不安な場合は相手方に事情を話し、椅子などに座るようにしましょう。最近は、茶道でも椅子に座る「立札式」が広まっています。「正座＝正しい座り方」という認識は、着実に変わりつつあるようです。

「足」はとても大切

足くるぶしから先の足は、特に日本ではあまり重要視されていない部分だと感じます。「下足（げそく・げそ）」という言葉があるように、何となく下にみられていると思うのは私だけでしょうか。日本でも足学会や靴学会はありますが、欧米では足は日本よりずっと地位の高い器官として扱われます。

人間が四つ足から二足で立ち、歩き始めたことにより、手を自由にして脳と連動して文字を書き、物を作ったり操作したりできるようになり、文明が発達してきました。そして同時に足も進化し、ほかの動物に比べてよりじっと立っていたりすることができ、複雑な方向転換などもできるようになっています。

しかし、人間以外の動物が四つ足以上の数の足で動くのに対して、人間は二足だけで立ったり歩いたり走ったりするために、様々な障害も起こりやすくなります。

女性に多い外反母趾《がいはんぼし》や男性に多い痛風など、足の痛みや障害で悩んでいる方も多いと思います。足の裏に魚《うお》の目が1つあるだけでも毎日の生活のストレスになるので、足のケアは決しておろそかにしないで、きっちりと対処すべきだと思います。

扁平足《へんぺいそく》

扁平足は、足のアーチが崩れ、立った時に土踏まずが地面につく状態です。無症状のことのほうが多いのですが足全体や下腿の疲れやすさ、軽い痛みを生じることがあります。子どもの扁平足は筋力が弱いためで、成長するにつれほとんど治るので様子を見てください。大人の扁平足の原因としては、立位で生活する時間が長い、女性で全身の関節が柔らかい、筋力が弱い、体重が重いなどがあります。足関節の内果（内くるぶし）の後ろから下方を回り、舟状骨《しゅうじょうこつ》に付着して足のアーチを吊り上げ、足首を底屈する働きのある後脛骨筋の機能不全ともいわれています。

まずは、足底筋の筋力を鍛えるために、タオルを足の下に敷いて足指でタオルを引き寄せるタオルギャザーや、足の指でのグー・チョキ・パーのじゃんけんなどの体操をします。また、アーチサポート装具を足に合わせて作ることも効果的です。裸足で生活する時間を増やすことも大事です。

産業革命期のイギリスやドイツでは若者の労働時間が長く、扁平足が多かったとされます。また、日本では軍医総監だった森鷗外が、徴兵検査で扁平足の人を不合格にしたため、扁平足が悪者になったともいわれていますが、症状がなければ病気ではないので、ご安心を。

開張足《かいちょうそく》

足の前後のアーチ、つまり土踏まず部分のアーチを「縦アーチ」と呼び、足の指が、先端から見ると第1趾《いっし》から第5趾にかけてアーチになっているのを「横アーチ」と呼びます。本来、足先は少し手指をすぼめたようになっていますが、開張足は手のひらを開いて指を伸ばしたように足指の付け根が平らに開いて幅が広がっている状態です。縦アーチが崩れて伸びて平べったくなっているのが扁平足で、横アーチが崩れて伸びて平べったくなっているのが開張足です。開張足になると、足のクッション機能も悪くなりますが、横に広がるために外反母趾や内反小趾をきたしやすくなります。また、平べったくなるために魚《うお》の目（鶏眼《けいがん》）などができやすくなります。茶碗をひっくり返してテーブルに置くと安定するように、足も縦と横のアーチがあるほうが安定します。筋力が弱く、その割には体重が重くなる中年以降の女性に多くみられます。

治療としては、足の底の筋肉を強くする体操、タオルギャザーや足趾《そくし》（足の指）のグーパーなどのじゃんけんの体操をします。アーチサポートも効果的です。女性はどうしても幅の狭い靴を履くことが多いですが、人前に出る時は少し幅の狭い靴を履いても、普段は幅の広い靴と使い分けることが大事です。

魚《うお》の目

足の裏や足趾《そくし》の角質が繰り返し圧迫を受け、肥厚して中央部に深い芯のある状態を「魚の目」と呼び、医学的には「鶏眼《けいがん》」と呼びます。また、ペンだこのように皮膚から盛り上がる場合を「たこ」と呼びます。

皮膚の表面の硬い部分の角質層は内部を守るために重要ですが、皮膚の一部だけが硬くなり中心がめり込んだ状態になると、歩くと痛みます。角質の薄い部分と中央の深い部分が二重になっているので、白目と黒目のようにみえ魚の目とか鶏眼と名づけられました。よく歩く人や靴が合わない場合、足の骨の変形や関節リウマチで足趾の付け根の関節の脱臼が原因になります。靴はとても大事で、自分によく合った靴を靴屋さんで相談して選ぶことが重要です。

アーチサポートとか足底板と呼ばれる土踏まずを持ち上げる装具を靴に入れると、体重が足先やかかとだけに集中せず、足裏全体に分散するので痛みが軽減します。角質を柔らかくするスピール膏《こう》を魚の目のサイズに合わせて貼り、数日ごとに交換して徐々に魚の目を浮かび上がらせて取り除く方法もあります。私はクーパーという医療用のハサミで皮下に切り込まないように芯の部分を抜くようにしています。硬い芯を残すと、また刺激で魚の目が再発するので、芯を残さないことが重要です。

足底腱膜炎《そくていけんまくえん》

足は、横から見るとアーチのような形をしています。そのアーチを弓に例えると、足先の裏からかかとまでをつなぐ足底腱膜という組織が弓の弦の役目をし、足の衝撃が体に伝わるのを緩めています。足底腱膜炎は、朝の1歩目などに足の裏、主にかかとのやや内側や土踏まずなどにビリッとした痛みを感じます。ダンサーやアスリートだけでなく中年の普通の人でも起こります。

X線検査で踵の骨に踵骨棘《しょうこつきょく》という出っ張りがしばしばみられますが、痛みにはあまり関係しません。起きている限り足には全体重がかかるので足底腱膜に炎症を生じやすく、時には足底腱膜に微細なヒビが生じることもあります。

治療は、なるべく足に負担をかけすぎないように注意します。走る、ジャンプするなどの動作をなるべく少なくします。痛いところに湿布や塗り薬を使用し、足指を伸ばしたり曲げたりする足底腱膜のストレッチを行います。足にやさしい靴を選び、インソールで土踏まずを支えて足全体で体重を受けるようにします。痛みが続く場合は、回数を限ってケナコルトなどのステロイドホルモンの注射も有効です。最近は体外衝撃波治療や多血小板血漿（ＰＲＰ）治療などがありますが、効果は確実ではないので、よく調べて治療を受けてください。

外《がい》反《はん》母《ぼ》趾《し》

足の第1趾《いっし》（親指）が第5趾（小指）側に曲がって付け根が痛む場合を「外反母趾」といいます。痛みがなければ外反母趾といいません。赤ちゃんの足は5本の指が開いています。動物の足も開いています。そのほうが立った時の安定がよいからです。でも、裸足で歩くと足の裏が痛くケガをしやすいため靴が発達してきました。そして、靴はお洒落のために先の細いものが流行ってきました。日本でも明治以降に靴が一般的になり、大人の第1趾は多かれ少なかれ外反しています。外反がひどくなれば靴に当たって痛みを生じ、変形が強くなります。女性は先が細くヒールが高い靴を履くことが多いため、体重が足の前方へかかり外反母趾が悪化しやすいのです。お洒落な靴、足先の広い靴を履く時を使い分けましょう。

ほかにも、足指を開くような装具や靴下を使う、足指を開きパーにする体操をしましょう。中高年以降は足裏の筋肉が弱って伸び、足のアーチが低く足の横幅が広がる開張足になりやすいので、アーチサポートで足のアーチを高くして足幅を狭くすることも有効です。

私のクリニックの入っている神戸市垂水区のビルの地下には弥生時代の人の足跡のレプリカがありますが、その人の足は5本とも広がっています。

腓骨筋腱炎《ひこつきんけんえん》

腓骨筋腱炎は、足の外くるぶしの下から足の外側中央あたりに痛みを生じる病気です。足の外側の裏側にまで痛みが走ることもあります。下腿外側には、長・短腓骨筋という2つの細長い筋肉があります。筋肉が腱になり、外くるぶしの後ろを通って短いほうが足の外側の中足骨につき、長いほうはさらに足の裏まで延びています。この2つの筋肉は、下腿三頭筋というふくらはぎの大きな筋肉と協調して足首を底屈（下方へ曲げる）します。歩く時やジャンプする時に重要な筋肉です。

この腓骨筋腱は、捻挫などのケガでも痛みますが、歩きすぎたりスポーツをしたり、あるいは単に歩くだけで炎症を生じることがあります。湿布や塗り薬を使いつつ、足首をゆっくりと時計回りや反時計回りに回す体操をします。長腓骨筋腱は足外側から足底まで延びているので、湿布を貼る時に足の外側から足の裏まで貼ることが大切です。痛みが強ければ、ケナコルトなどのステロイドホルモンの局所注射をすればかなり痛みが軽減します。ある時、私は夕食を食べてレストランを出てしばらくすると、右足外側がズキズキ痛み出し、足を引きずるくらいになったことがあります。腓骨筋炎と自分で診断し、翌日に自分で注射を打ってすぐに治りました。

強剛母趾《きょうごうぼし》

足の第1趾《いっし》（親指）の付け根の関節（第1MTP関節・中足趾節関節《ちゅうそくしせつかんせつ》）が腫れたり痛んだりする時は男性なら痛風を、女性なら外反母趾を疑います。さらに第3の病気として、この関節の変形性関節症があり、これを強剛母趾と呼びます。変形性関節症は、主に加齢が原因で関節軟骨や骨が摩耗・変形して、痛みや腫れを生じる病気です。足は全体重を支え、その体重の多くは第1趾と第5趾とかかとにかかります。それゆえ、この関節に変形が起こりやすいのです。

男性が、この関節痛を訴えた時に痛風でなければ、X線をよく見れば医師も分かりやすいのですが、女性がこの関節痛を訴えた時、多くの医師は外反母趾と診断してしまう可能性が高いと思います。女性でも変形性関節症は案外多いと思います。外反母趾の痛みは第1趾のMTP関節の内側（第5趾の反対側）に生じやすく、強剛母趾の場合は関節全体が痛むことがほとんどです。

なかなかこれといった治療がありませんが、湿布や塗り薬を使う、消炎鎮痛薬を適宜使う、アーチサポートを使い第1趾のMTP関節だけでなく土踏まずなど足全体で体重を受けるようにするのも有効です。変形性関節症に保険適応のあるロコアテープは、従来の湿布より強力に痛みを抑えるので、貼るのも1つの方法です。

母《ぼ》趾《し》種《しゅ》子《し》骨《こつ》障《しょう》害《がい》

種子骨とは腱の中にあり、腱の摩擦を軽減し、筋力を効率よく発揮できるように働く骨です。膝の膝蓋骨が人体最大の種子骨として有名ですが、手や足にもみられます。足の第1趾《いっし》の付け根の関節の底の部分には楕円形の小さな種子骨が2つあり、それぞれ2本に分かれた短母趾屈筋腱《たんぼしくっきんけん》内に存在しています。この部分は体の中で一番下にあり、歩行時やランニング時は片脚のつま先部分で全体重を支えるため、短母趾屈筋腱や種子骨の炎症、種子骨の骨折、骨壊死症など色々な障害が出ます。もともと二分している種子骨も多く、骨折との鑑別も大切です。つま先立ちや踏み込む動作の多いバレエダンサーやスポーツ選手などで若い人に多い病気です。母趾を反らすと痛みがあります。

原因を減らすことができれば、それが一番よいのですが、必ずしもそうはいかないことも多くあります。初期では踏み込む動作時に痛みを感じるだけですが、ひどくなると安静時でもズキズキ痛みを生じて歩行が困難になることもあります。足裏全体に体重を分散できるアーチサポートが有効です。湿布や塗り薬を使います。痛みが強ければケナコルトなどのステロイドホルモンを少量の0・5ミリグラム程度1~2回に限って局所注射すれば、痛みも炎症もかなり軽減します。

足趾伸筋腱炎《そくししんきんけんえん》

足趾伸筋腱炎は、ほとんど教科書には書かれていない病気ですが、しばしばある病気です。足は甲が高くなっていて、特に第1趾《いっし》から甲の中央に指でなぞっていくと、少し飛び出したところがあります。もともと楔状骨《けつじょうこつ》と中足骨という骨の関節で、足のアーチのために少し角度がついていて、関節の端と端が誰でも少し上方へ角張っています。この上に第1趾の伸筋腱が通り、しかも靴はその部分を押さえるような形でできています。年齢とともにこの関節が変形性関節症になり、さらに飛び出してくることもあります。

女性に多く、年齢は様々です。窮屈すぎる靴は病気の原因になりますが、緩すぎる靴も靴の中で足指が動きすぎて炎症を起こすこともあるので、自分に合う靴を選んでください。お洒落な靴と楽な靴の履き替えも有効です。まずは炎症が治まるまで一番痛みの少ない靴を履くことが大事です。痛い部分に消炎鎮痛薬の湿布や塗り薬を使います。

X線検査で骨の飛び出しが強くて、どうしても靴が履きにくい場合に、手術で飛び出した部分を削ることがあります。X線検査で骨の変形が少なくても、軟骨が増殖して飛び出している場合もあります。私は病院勤務医時代に、2回ほどこの部分を削る手術をしたことがあります。

下垂足《かすいそく》

下垂足（尖足《せんそく》麻痺）とは、下腿外側から足と足指の甲側にしびれをきたし、足関節や足指の背屈（甲の側に曲げること）ができなくなったり、弱くなったりする麻痺のことをいい、しびれがない場合もあります。膝関節の後ろ外側の腓骨頭《ひこっとう》のすぐ後ろを走る神経を総腓骨神経といい、この部分にはクッションになる筋肉がないので、外からの圧迫で麻痺が起こりやすい箇所です。膝周辺の骨折の合併症や骨折後のギプスによる圧迫、脚を長く同じ姿勢で組んだあとに腓骨頭と反対側の膝蓋骨に挟まれて突然下垂足になることもあります。

治療で大事なのは、まずは原因を取り除くことです。太ももから下にギプスを巻く時には、腓骨神経麻痺に気をつけて、必ず膝の後ろには分厚く綿を巻くようにします。私が病院に勤務していた頃の話です。後輩医師が患者さんの脚の手術後にギプスを巻きました。下肢の手術やギプスの後には、必ず足指が天井に向かって背屈《はいくつ》できるかどうかをチェックする必要があります。巡回した看護師が、ベッドに寝ている患者さんの足指の背屈ができないことを発見し、後輩と私が呼ばれました。すぐにギプスカッターで腓骨頭部のギプスを10センチ四方切り取り、神経の圧迫を取り除きました。すぐに足指は背屈できるようになりました。麻痺の発見は遅れるほど回復に時間がかかりますが、看護師のおかげで助かりました。

足根管症候群《そっこんかんしょうこうぐん》

足の裏のかかと以外の前方部分のしびれをきたす病気で、足の上側（背側）はしびれません。足のしびれは腰椎椎間板ヘルニアによる根性坐骨神経痛《こんせいざこつしんけいつう》や腰部脊柱管狭窄症《ようぶせきちゅうかんきょうさくしょう》で、よくある症状ですが、腰椎が原因の場合は、ほとんど足の表も裏もしびれます。

足首の内くるぶしのすぐ下には、足首や足指を下へ曲げる屈筋腱が数本通っていて窮屈です。この部位を足根管と呼んでいます。足根管には動脈も神経も通り、足首をよく動かしたり、きつい靴を履いたりすると一番弱い神経が麻痺を生じます。この神経は、足の裏の前方部分の神経なので、足の表側やかかとの部分はしびれないのです。これを「足根管症候群」と呼んでいます。

整形外科の教科書には、あまり記載されていませんが、足の裏の前方部分がしびれる患者さんは案外多く、腰椎性のしびれと同時に起こることもあり、かなり見逃されている病気だと感じます。治療は、足首を締めつける靴を履いている場合は、履く時間を少なくします。足首の内くるぶしのすぐ下に湿布や塗り薬などの消炎鎮痛薬を使い、神経を元気にするビタミンB_{12}を内服します。しびれや痛みが強い場合は、神経障害性疼痛治療薬のプレガバリンやミロガバリンを服用するとよいでしょう。

ヒールやつま先立ちはモートン病に注意

足の指は、大きな指から順番に1趾《いっし》、2趾《にし》……と番号で名づけます。足の1趾は、手と同じく母趾《ぼし》と呼ぶこともあります。そして歩く時や、つま先で立った時に足の裏側の3趾と4趾の付け根の真ん中にビリッとした痛みがあり、3趾と4趾の向かい合うところにしびれをきたす場合は、「モートン病」を疑います。2趾と3趾や、4趾と5趾の場合もあります。これは、足の指の神経が3番目と4番目は足の裏で合流して少し太いため踏むと圧力がかかりやすく、神経痛をきたすためです。神経の癒合部に連続して圧力がかかると、炎症で腫れたり神経種という良性ですが腫瘤になったりと、さらに神経痛を生じやすくなる悪循環に陥ります。

女性に多い病気で、大きな原因はヒールで足先に集中して体重がかかること、ヒールはまた先端が細くなっていて足を左右から締めつけることによります。改善法は、ヒールを履く時間や機会をなるべく少なくすること。かかとが低く先が広い楽な靴と適宜履き替えるようにします。治療としては足先の裏側に湿布や塗り薬などの消炎鎮痛薬を使いつつ、インソールともいうアーチサポートで土踏まずでも体重を受けるようにして足先に体重がかかるのを分散します。痛みが取れない場合は、長時間作用型のケナコルトなどのステロイドホルモンの注射を神経癒合部に数回行えば、かなり楽になる可能性があります。

男児に多い「成長時痛」

「成長時痛」とは、ケガなどの原因がないのに、太ももやふくらはぎなどが主に夜間に痛む病気です。2歳～12歳くらいの男児に多く、泣くほど強く痛むこともあります。腫れや発赤《ほっせき》はありません。多くの場合、親が脚を撫でたりすることで痛みは治まり、翌日はけろっとしています。私の長男も5～6歳の頃、寝ていて突然、片方の脚をバタつかせて痛がったことが何度かありました。整形外科医の私でもうろたえたほどでしたが、数分後には何事もなかったように眠ります。後日の下肢のX線検査でも特に異常はなく、その後も問題ありません。

成長時痛は、膝の「オスグッドシュラッター病」やかかとの「シーバー病」という、やはり男の子に多いスポーツなどが原因の痛みとは異なり、下肢のどこが痛むのかが明確ではないのが特徴です。ただし、膝周辺の骨にみられる良性の骨腫瘍や、悪性腫瘍などもあり得るので、何度も痛がる場合は整形外科を受診してください。成長時痛の原因ははっきりしていません。骨が筋肉より早く成長するアンバランスで痛がる、神経質な子どもほど発生しやすい、親が下の子を構ってストレスになる長男・長女に多いなど、様々な説があります。腫れや発赤《ほっせき》がなく、すぐに治りけろっとしている場合は、親が脚をさすってあげるなどで様子を見ますが、何度も起こる場合は一度だけでもX線検査を受ければ安心だと思います。

子どもの骨折が増加中

小学生から高校生までの骨折の発生率は、70年代に比べて2倍以上に増えています。独立行政法人日本スポーツ振興センターのデータによると、小学生は休憩時間、中学生と高校生は部活動での発生率が最も高くなっています。一方で、幼稚園児など幼児の発生率はほぼ横ばいの傾向にあり、これは危険な遊具を減らし危険な遊びを制限したことが要因だと考えられています。小学生から高校生までの骨折が増えた要因として、子どもの運動能力が二極化していることが1つの原因と考えられています。

パリオリンピックでの日本の若者の活躍は素晴らしいものでした。このように運動能力の優れた子どももいれば、外で遊ばずゲームや勉強ばかりして運動能力が昔より低下している子どもも増えています。6歳までの外遊びが、のちの運動能力を向上させるというデータもあります。日本整形外科学会では、このような子どもの運動能力の低下を「子どもロコモ」として注意喚起を行っています。一方で、子どもが行うスポーツの内容は高度化しています。学校の運動会で一時期、組体操のピラミッドの高さを競う傾向があり、骨折が増えたために、最近ではその高さを制限するようになりました。子どもの運動能力の二極化とスポーツの高度化、この2つの原因で子どもの骨折が増えていると考えられています。

子どもの「ばね指」とはどのような病気？

子どもの「ばね指」は、1歳から3歳くらいの幼児の親指の先のほうの第1関節が「時々は伸びているが、伸びたら曲がらない」「曲がったら伸びない」病気です。親が伸ばしてやるとカクッと伸びることもあります。親指の屈筋腱が太くなり腱鞘に引っかかる現象です。大人なら放置すると腱が縮んでしまうことがありますが、子どもの場合はその心配はほとんどありません。5～6歳まで待てばたいていは治る、1～4歳で腱鞘切開手術をするには全身麻酔が危険、小さすぎて手術が難しいなどの理由で、5～6歳になってもまだ治らない場合に手術を行います。この間、親は心配だと思うので、整形外科を半年ごとくらいに受診すればよいと思います。その間、お風呂で温めて曲がった指を親がゆっくり愛護的に伸ばしてあげる、親指の付け根の関節で膨らんだ部分を優しくマッサージしてあげる、伸びた時に装具で固定するといったことを行います。

これに対して、親指の付け根のMP関節が曲がったままで伸ばせないけれど、親が伸ばせば伸ばすことは簡単にできる場合を「握り母指」といいます。この場合も大半は、ばね指と同じく腱の肥厚による引っかかりと考えられていますが、ごく稀に伸筋腱の先天性欠損のこともあります。

子どものO脚・X脚・内股（うちわ歩行）

もともと乳幼児は誰でもO脚です。逆に2～6歳頃にX脚になります。子どものO脚で左右にあまり差がなければ心配は少ないのですが、時にブラウント病といって脛骨《けいこつ》内側の骨端の成長軟骨板の障害による病気があります。またビタミンDの代謝障害の「くる病」でも起こりますが、最近はシミ防止で子どもを紫外線に当てないようにする親がおられて増えています。病的なO脚には装具で矯正することもあります。また高度なO脚に対してイリザロフ法という骨延長器を用いて大きな傷を残さずに矯正する方法が開発されています。

X脚は前述のように子どもは最初O脚で2～6歳頃にX脚になるため、少しのX脚なら問題なく成長を見守ればよいのですが、片方だけがX脚が強いとか異常に変形が強い場合は一度整形外科を受診してください。変形が高度の場合は装具や先ほどのイリザロフ法による手術などもあります。

子どもの内股（うちわ歩行）が心配で来院される方がおられますが、多くの場合はクセであり、6～7歳までに自然に治ります。女の子座り（トンビ座り）をしないようにしましょう。左右に違いがあるとか跛行《はこう》（びっこ）があれば、何らかの病気が隠れている場合があるので、整形外科を受診してください。

子どもの股関節痛、単純性股関節炎とペルテス病と化膿性股関節炎

単純性股関節炎は3～12歳くらいの男の子に多く、原因がはっきりせず片方の股関節を痛がる病気で、最初は膝や太ももを痛がることもあります。数日から10日間ほどで自然に治癒します。X線検査ではほぼ異常ありませんが関節に水が溜まることもあります。学童期の男の子でケガがはっきりせず股関節や膝の痛みの場合にこの単純性股関節炎であることが多く、子どもが気づかないうちに小さな捻挫などのケガをしているのではないかと私は思っています。ペルテス病は幼児期に股関節の大腿骨頭が壊死をきたす病気です。男児が女児の5倍ほど多く、男の子が股関節痛を訴えた場合に見逃してはならない病気です。最初は膝の痛みを訴えることや初期にはX線検査ではっきりしないことも多く、痛みが続けば必ず1ヵ月後にX線の再検査をします。診断が確定すれば大腿骨頭の壊死部が修復されるまでいかに形を保つように愛護するかが大事です。免荷療法やギプス療法、装具療法など、場合によっては手術が行われます。

子どもで股関節の激痛と全身の発熱がある場合は細菌感染による化膿性股関節炎の可能性があり、なるべく早く大きな病院の整形外科を受診してください。早く治療しないと股関節の変形が残る危険性があります。

子どもの側弯症《そくわんしょう》

様々な原因で背骨が曲がる病気です。成長期である小学高学年から中学時代に発症する思春期特発性（原因不明という意味）側弯症が80～90％を占めます。女子が男子の5～7倍多く発症します。姿勢が悪いとか学校の重いカバンは原因にならないことが分かっています。

X線で側弯の程度を示すコブ角を計測し、コブ角が10度以下は正常で、10～20度なら経過をみます。20度以上なら治療を開始します。身長が伸びる時期に急速に側弯が悪化することがあり、10度くらいの側弯でも半年に一度はX線で検査しましょう。

10～20度の側弯なら背骨のまわりの筋肉を柔軟かつ強くします。スポーツやウォーキング、同時に体を左右前後捻転する柔軟体操も行います。20～40度の側弯の場合に装具をつけるか迷います。装具をつけた方が側弯の悪化を防げることが分かっていますが、1日で23時間くらいはつけないと効果が少ないことも分かっています。思春期の子どもに大きな装具を1日中つけるのは大きなストレスになるため、主治医の先生と子どもと親との相談になります。40～50度と変形が高度の場合は手術が考えられますが、これもストレスが大きいので側弯症を専門とする病院でよく相談してください。

肘内障《ちゅうないしょう》

1〜6歳の子どもの手を引っ張ったあとその腕を痛がり腕を上げなくなる状態です。親が引っぱった場合は状況が分かりますが、大人の目撃者がいない場合は引っぱったのか転んだのかなど原因や状況が分からないことがしばしばです。これは肘の輪状靱帯から橈骨頭がわずかにズレることにより生じるといわれています。X線検査では異常なく腫れもありません。

座った親に子どもをこちら向けに抱いて子どもを軽く固定し、前腕を回外し（手のひらを上に向ける）肘を屈曲していくと、多くの場合こくっという整復感とともに整復されます。反対に回内（手のひらを下に向ける）にしたほうがよい時もあります。整復されると数分で子どもは元気になり肘を動かして腕を挙上できるようになります。

何回か肘内障を生じることはありますが、成長すれば肘内障になることはなくなり、クセになることもありません。

子どもの肘の骨折は早期発見・早期治療が大事なので、明らかに転倒した場合は整形外科でX線検査を受けるのがベターです。2回以上X線検査して初めて骨折が分かる場合もあり得ます。子どもはケガの状況を説明できないので十分注意する必要があります。肘内障でもなく骨折でもなく捻挫や打撲で腕を上げないこともしばしばあります。

おわりに

２０２０年1月に国内で初めての新型コロナウイルス感染が確認されてから4年あまり、世界中、そして日本でも多くの方が感染し亡くなりもしました。私も一度コロナウイルスに感染して、クリニックを閉めて自宅待機になったことがあります。人類にとって感染症はいまだ大いなる脅威になっています。

人類は感染症との戦いの歴史ですが、１８６７年に英国のリスターが消毒を開発して劇的に感染症を減らし、１９３０年代には抗生物質「ペニシリン」が発見され、人類は感染を制御できると思えた時もありました。しかし、細菌もウイルスも人類の叡智を遙かに凌駕する進化力を持っています。今回のコロナウイルスの伝播で人類は細菌やウイルスを制覇するのではなく、いかに上手に付き合っていくかということを学んだと思います。

私は現在67歳で、脳梗塞も患い、腰の手術も2回受け金属が入っています。5年前には食道癌の手術を受けましたが、幸いにも現在元気に生きています。若い時には心配もしたことのない病気になって、しみじみと健康のありがたさを感じるようになりました。この本が少しでも皆さまの健康に役立てばと願っています。

最後に、この本を出版するにあたり、創元社の矢部社長、編集部の山下様、山口様に大変お世話になりました。御礼申し上げます。

参考文献

井尻慎一郎『曲がる腰にもワケがある』創元社、2011年
井尻慎一郎『痛いところから分かる骨・関節・神経の逆引診断事典』創元社、2014年
井尻慎一郎『腰痛はガンでなければ怖くない』創元社、2015年
井尻慎一郎『整形外科Q&Aハンドブック』創元社、2017年
井尻慎一郎「22万回の関節内注射後の感染率とその対応」『日本臨床整形外科学会雑誌』107、pp.1-11、2015年
井尻慎一郎「22万回の関節内注射後の感染率とその対応——新たな調査にもとづく回答」『日本臨床整形外科学会雑誌』108、pp.153-4、2015年
井尻慎一郎「クリニックにおけるリアルな腰痛診療」日本医事新報社 電子コンテンツ、2020年
井尻慎一郎「整形外科的 鎮痛薬の使い分け」日本医事新報社 電子コンテンツ、2020年
井尻慎一郎「ワクチン筋注後の神経麻痺とSIRVAの予防と治療」日本医事新報社 電子コンテンツ、2022年
丁宗鐵『正座と日本人』講談社、2009年
井樋栄二・吉川英樹・津村弘・田中栄・高木理彰総編集『標準整形外科学(第14版)』医学書院、2022年
日本整形外科学会編『整形外科学用語集(第9版)』アプリ版、2022年
吉野槇一『脳内リセット! 笑って泣いて健康術』平凡社、2007年
吉野正敏、福岡義隆『医学気象予報』角川書店、2002年

［著］井尻慎一郎（いじり・しんいちろう）
井尻整形外科院長。医学博士。1957年神戸市生まれ。1982年大阪医科大学卒業、1984年京都大学医学部整形外科入局、1990年京都大学大学院医学研究科博士課程入学、1994年同修了。1994年神戸市立医療センター中央市民病院整形外科副医長、1996年同病院医長、1998年同病院全体の医局長、2000年神戸市垂水区で井尻整形外科を開業。
著書に『曲がる腰にもワケがある―整形外科医が教える、首・腰・関節のなるほど話』、『痛いところから分かる骨・関節・神経の逆引診断事典』、『腰痛はガンでなければ怖くない』、『知りたいことがよく分かる 整形外科Q＆Aハンドブック』（共に創元社）があるほか、論文、講演、テレビ出演など多数。

健康寿命《けんこうじゅみょう》をのばす！
整形外科医《せいけいげかい》のカラダの痛《いた》み相談室《そうだんしつ》

2024年10月20日 第１版第１刷 発行

著　者　井尻慎一郎

発行者　矢部敬一

発行所　株式会社 創元社
本　　社　〒541-0047大阪市中央区淡路町4-3-6
Tel.06-6231-9010 Fax.06-6233-3111
東京支店　〒101-0051東京都千代田区神田神保町1-2田辺ビル
Tel.03-6811-0662

印刷所　太洋社

ISBN978-4-422-41107-1 C0047